看護学概説

山内豊明

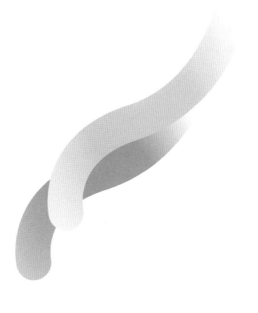

看護学概説（'22）

©2022　山内豊明

装丁・ブックデザイン：畑中　猛

i-49

まえがき

　ケアは，いつどこで生まれたのであろうか。私たちは体のどこかが痛いときには無意識にそこに手を当てるであろう。まさにこれが「手当て」といわれるゆえんである。身体的な不調に限らずに，悩みや不安を抱えた場合はそれを払いのける（払拭する）ように努めるであろう。このような望ましくない状態に対して，さまざまな対処機転をもって臨んでいる。そもそもこのような対処機転である原始的ケアはどこかで誰かに教わって行うことではなく，人間に限らず生命体には生まれつき備わっている生き延びるために不可欠かつ巧妙な仕組みであろう。

　看護の「看」という字は，「手」と「目」という会意文字から構成されている。看護の「護」はまもることやかばうことを意味する。すなわち看護とは，目をもってしっかりと観察し，適切な手立てを用いて，守ることであるといえよう。では，何を何から守るのであろうか。まずはみずからの心身を襲ってくるさまざまな脅威からみずからを守ることであったであろう。この一個人内の営みであるケアという対処行動をみずからになすためではなく，他者に対して施すこと，すなわちケア行動を他者へと展開することに看護の出発点があるように思われる。それゆえに看護は一個人内で成立し完結する営みではなく，人と人という相互関係があり，対象があることによって成り立っている，いわゆる社会的活動であるともいえよう。

　対処機転であるケア方略が，生得的かつ自分自身が経験したことによるものだけであるならば，そこには進歩や進化はない。発展するためには自分が経験したこと以外のことも取り入れられなければならない。自分以外の経験とは先人などの他者の経験である。しかしそれらを受け入れ活用するためには，経験の可視化が必要である。可視化には目に見え

る立ち居振る舞いもあろうが，それだけではなく言語化することもある。言い換えれば，経験を可視化でき，それらを共有し伝承できているおかげで先人たちの経験を学ぶことができ，それにより人類は進歩を続けることができている。

　膨大な看護学全般を詳細に述べるには限界があるが，本書では，看護とは何かという根源的な問い（第1章）から始め，看護ケアの本質は変わることはないものの，時代とともに変化をしている様子を概観し（第2章），疾病と看護が目指す健康について考察し（第3章），その回復・維持・増進のために行っているセルフケアについて考える（第4章）。看護が専門職によるものであるためには社会制度に適した看護活動である必要があり（第5章，第6章），患者の権利擁護や意思決定支援が欠かせないことに言及する（第7章）。看護を提供する対象について考察し（第8章），看護の行動原理や責任ある判断の進め方に関しては説明できる科学的なものである必要があることについて解説する（第9章，第10章）。看護活動の対象となる個人の持つ情報についての配慮が不可欠な上に（第11章），心身に侵襲を及ぼす可能性がある看護ケアを含む医療実践活動のリスクを最小限にするとともに（第12章），最良かつ最大限のケアを提供するためには多くの専門職による連携と協働が不可欠であることについて言及し（第13章），看護をより良いものとしてこれからも脈々と伝えていくために，その担い手のあり方（第14章）と看護自体の向上に向けた活動（第15章）について学んでもらうように構成した。

　本書を通して，看護学の主たる概念や諸理論に関わる先進的知識を幅広く獲得し，実践の科学である看護学に対する理解を深めていただきたい。

　　令和3年9月

　　　　　　　　　　　　　筆者を代表して　　山内豊明

目 次

1 | 看護学原論

三笘　里香

《**目標＆ポイント**》　看護とは何か，看護の主要概念，看護の対象である人間を全体的存在として捉えることについて学ぶ。そして，看護実践者が身につける必要がある能力について理解することを通して，看護の方法について学ぶ。

《**キーワード**》　看護，人間，健康，環境，生命，生活，欲求（ニーズ）の充足，ケアリング，看護の方法

1. 看護とは

（1）看護の原点

　看護は，女性が家族が病気であることに気づき世話が必要であることを本能的に認め，世話をしたところから始まったと考えられる。「看（み）る」は悪い状態にならないよう，気を配って世話をするという意味で，「病気の子どもを看る」などと使われる。「護（まも）る」は外から害を受けないように，かばいまもる，保護するという意味で，「身を護る」などと使われる。専門的知識がなくても日常のなかで，人の額に手を当てて発熱の有無を確認する，病気の子どものそばにいて手を握る，痛みのあるところに手を当ててさするなどの行為がとられており，目でよく観察をして，手を使って他者を見守り世話をすることだといえる。

　また，英語では看護に当たる「nursing」の語源は「nourish」であり，ラテン語「nutrire」（授乳する，世話をする，栄養を与える）からである。看護は他者を見守り保護することであり，その人の成長や発達に関与す

るという意味が含まれているといえる。

　看護は人類の歴史とともに古くから生活のなかに存在していたが,「看護とは何か」という看護の定義が初めて示されたのは 1859 年にフローレンス・ナイチンゲールが著した『Notes on Nursing—What it is, and What it is not』(以下『看護覚え書[1]』) である。その著書のなかで,ナイチンゲールは「私は他によい言葉がないので看護(nursing)という言葉を使う」と,看護(nursing)に特別な意味を与えたのである。

(2) 看護の主要概念

　ナイチンゲールが著した『看護覚え書』のサブタイトルは『看護であること,看護でないこと』である。「看護師が行った看護ははたして看護だったのか,それとも看護ではなかったのではないか」という問いかけを示している。ナイチンゲールは「私はまず看護という言葉の意味するところに関して,われわれは当然同じ理解をもっていると思いたい。」と述べており,学生も含めて,看護師は,看護という言葉を同じ意味で使う必要があることを示している。

　フォーセット[2]は,看護学において看護知識の最も抽象的な構成要素を「人間」「環境」「健康」「看護」であると説明し,それぞれの概念を次のように定義している。「人間」は,個人,家族,コミュニティ,あるいは他のグループなどを含めた看護の受け手である。「環境」は,人間にとっての重要他者や物理的環境を意味すると同時に看護が生じる状況でもある。「健康」は,人間の安寧(well-being)の状態であり,それは高いレベルのよい状態から終末期までの範囲にわたる。「看護」は,看護の定義を意味し,看護活動の目標や成果である。さらに,アセスメント,看護診断,計画立案,介入,評価という系統的プロセスが,典型的な看護活動として考えられている。

「看護」については同じ言葉を用いて説明しているので，同語反復的概念化であるという指摘があり[3]，「ケアリング」にすべきだという意見がある[4]。

看護はその知識体系を継続的に定義しているため，看護の主要概念と理論は看護の理解のために必要不可欠である。

2. 看護の定義

「看護とは何か」についての定義は一つに定まっているわけではない。日本あるいは世界の看護職能団体が示した看護の定義，理論家による看護の定義といったさまざまな捉え方が存在する。

看護の定義は社会の価値や要請に影響され，時代の変化に応じて進展・発展しており，普遍的なものではない。

（1）職能団体による看護の定義

①国際看護師協会（International Council of Nurses：ICN）による看護の定義[5]

ICN は，各国の看護師協会（national nurses associations：NNAs）からなる組織で，130 以上の国の看護師を代表しており，国際的な保健医療専門職団体として，1899 年に世界で初めて設立された最大の組織である。

＜ICN 看護の定義＞（簡約版）

Nursing encompasses autonomous and collaborative care of individuals of all ages, families, groups and communities, sick or well and in all settings. Nursing includes the promotion of health, prevention of illness, and the care of ill, disabled and dying people. Advocacy, promotion of a safe environment, research, participation in shaping health policy and in patient and health systems management, and education are also key nursing roles.

　看護とは，あらゆる場であらゆる年代の個人および家族，集団，コミュニティを対象に，対象がどのような健康状態であっても，独自にまたは他と協働して行われるケアの総体である。看護には，健康増進および疾病予防，病気や障害を有する人々あるいは死に臨む人々のケアが含まれる。また，アドボカシーや環境安全の促進，研究，教育，健康政策策定への参画，患者・保健医療システムのマネージメントへの参与も，看護が果たすべき重要な役割である。

②日本看護協会による看護の定義[6]

a）看護とは

　看護とは，広義には，人々の生活の中で営まれるケア，すなわち家庭や近隣における乳幼児，傷病者，高齢者や虚弱者等への世話等を含むものをいう。狭義には，保健師助産師看護師法に定められるところに則り，免許交付を受けた看護職による，保健医療福祉のさまざまな場で行われる実践をいう。

b）看護の目的

　看護は，あらゆる年代の個人，家族，集団，地域社会を対象とし，対象が本来もつ自然治癒力を発揮しやすい環境を整え，健康の保持増進，疾病の予防，健康の回復，苦痛の緩和を行い，生涯を通して，その人らしく生を全うすることができるよう身体的・精神的・社会的に支援することを目的としている。

　日本看護協会の狭義には，保健師助産師看護師法に定められるところに則ると説明されているため，保健師助産師看護師法による定義を確認しておく。1948 年に制定された保健師助産師看護師法[7]において，『第五条　この法律において「看護師」とは，厚生労働大臣の免許を受けて，

傷病者若しくはじょく婦に対する療養上の世話又は診療の補助を行うことを業とする者をいう。』と定義されている。

　保健師助産師看護師法により看護師の業務は「療養上の世話」と「診療の補助」に大別されている。このうち「療養上の世話」とは，対象者の日常生活行動に全般にかかわる援助であり，看護師が独立した業務として行うことができる。「診療の補助」は，医師又は歯科医師の指示により医行為の補助を行うことであり，医師又は歯科医師の指示を受けて診療機械の使用，医薬品の授与，医薬品の指示など，さまざまな医行為の補助をさす。

　診療の補助の範疇については，医行為の新たな行政解釈により，2002年に看護師等による静脈注射の実施が診療補助の範疇として取り扱うことに変更がなされ，さらなる在宅医療等の推進を図っていくために，医師又は歯科医師の判断を待たずに，手順書により，一定の診療の補助を行う看護師の養成が2015年に制度化され，38項目が特定行為として定められている。

（2）理論家による看護の定義
①ナイチンゲールによる看護の定義[1]

　「新鮮な空気，陽光，暖かさ，静かさなどを適切に整え，これらを活かして用いること，また食物内容を適切に選択し適切に与えること—こういったことのすべてを，患者の生命力の消耗を最小にするように整えることを少しでも犠牲にすることなく行うことである。」

　ナイチンゲールは，病気は回復過程であるとし，看護がなすべきことは，自然が働きかける最も良い状態に患者をおくことであるとしている。体内の自然治癒力が発動しやすいように，回復過程が阻害されるのを予防し，回復過程を促進させるための環境をつくることが看護であるとし

た。病人と同様に健康な人にもケアを提供する必要があり，健康増進は看護師の取り組むべき活動であると論じていた。

②ヘンダーソンによる看護の定義[8]

ヘンダーソンは看護について次のように定義している。

「看護師の独自の機能は，病人であれ健康人であれ各人が，健康あるいは健康の回復（あるいは平和な死）に資するような行動をするのを援助することである。その人が必要なだけの体力と意思力と知識とをもっていれば，これらの行動は他者の援助を得なくても可能であろう。この援助は，その人ができるだけ早く自立できるようにしむけるやり方で行う。」

ヘンダーソンは，看護の対象を健康の回復，保持あるいは死に瀕した個人であり，ニーズの充足に欠けたところはあるが正常の状態では自立した状態だと捉えている。基本的ニーズについて「対象は健康人であっても病人であっても，看護師は衣食住に対する人間の免れない欲望を念頭におかなければならない。」と述べている。

③ワトソンによるケアリングの定義

看護の中心概念とみられており，1970年代頃からよく使われるようになった，ジーン・ワトソンが提唱したケアリング[9]についてみていく。

「ヒューマンケアリング/ケアリングは，看護の道徳的な理念であると考えることができる。看護は，トランスパーソナルな人間同士でさまざまな努力を行うのであるが，その目的は，患者が不健康・苦痛・痛み・存在の意味を見いだせるように手を添えることによって，人間性・人の尊厳・統合性・全体性を守り，高め，保持することである。また，患者が自分自身を知り，コントロールし，ケアリングができるようにし，外的な環境がどのようなものであっても内的調和を回復することで自分を癒すことができるように手助けをすることも含まれる」。

3. 看護の対象

　看護に関わる人にとって大切なことは，その対象となる「人間」の理解を深めることである。次に，看護の対象となる人間の捉え方についてみていく。

（1）全体的存在としての人間

　世界保健機関（World Health Organization：WHO）憲章では健康を次のように定義している[10]。

　「健康とは，肉体的，精神的及び社会的に完全に良好な状態であり，単に疾病又は病弱の存在しないことではない」（Health is a state of complete physical, mental and social well-being and not merely the absence of disease or infirmity.）

　この健康の定義は，肉体的・精神的・社会的に機能している全体としての人間をみなければならないという観点を示している。

　物事を細分化していけばわかるという要素還元主義の対極にある全体論の見方である。人間も臓器や細胞に分けてみていくことで理解が進んでいったが，人を社会から切り離して，部分だけをみたのでは十分に理解できないことを示している。人間は部分の総和ではなく，全体として統合されていることを示している。

　看護が対象にしているのは，部分の集合としての人間ではなく，要素に還元できない全体としての人間である。看護師が関心を寄せているのは，患者がもっている疾患そのものではなく，病をとおしてその人が経験していることである。その考えはフローレンス・ナイチンゲールにまで遡る。ナイチンゲールは，人間を自然の一部として捉え，人間の生命現象は自然科学の法則では説明できず，病気はその人が身をおいている

状況と切り離しては考えられないとした。また，マーサ・E・ロジャーズ[11]は，看護の対象である「人間」を，人の生命過程の全体性を基盤とした「統一体としての人間の科学」（science of unitary human beings）として示した。人間の生命過程は「エネルギーの場」であり，それは人間の場と環境の場の相互的過程で顕在化する。患者と看護師の関係は，互いが環境としてエネルギーの場として捉えることができ，人間と環境は相互作用しながら変化していくものであるとした。

（2）ニーズをもつ人間

　ヘンダーソンは，人間は看護ケアの構成要素のもとになる 14 の基本的ニーズを持つものであると考えている。基本的ニーズは，「1 正常に呼吸する」「2 適切に飲食する」「3 排泄経路から排泄する」「4 身体の位置を動かし，よい姿勢を保持する」「5 睡眠と休息をとる」「6 適切な衣類を選び，着脱する」「7 衣類の調節と環境の調整により，体温を生理的範囲内に維持する」「8 身体を清潔に保ち，身だしなみを整え，皮膚を保護する」「9 環境の危険因子を避け，他人を傷害しない」「10 自分の感情，欲求，恐怖あるいは気分を表現して他者とコミュニケーションをもつ」「11 自分の信仰に従って礼拝する」「12 達成感をもたらすような仕事をする」「13 遊び，あるいはさまざまな種類のリクリエーションに参加する」「14 正常な発達および健康を導くような学習をし，発見をし，好奇心を満足させる」である。ヘンダーソンは，「人間には共通のニーズがあると知ることは重要であるが，それらのニーズがふたつとして同じもののない無限に多様の生活様式によって満たされるということも知らねばならない」と述べている。看護師は，人間に共通する視点から人間のニーズを知ろうとするが，個人によって異なるニーズを完全に理解できないこと，その人の充足感に合致するようにニーズを満たすこともできないこと，

そして，他者のニーズを見極める自分の能力には限界があることを認識する必要がある。しかし，自分が看護している人との間に一体感を感じることができるのは，優れた看護師の特徴であり，「患者の皮膚の内側に入り込む看護師は傾聴する耳をもっているに違いない」とヘンダーソンは表現している。自分の能力の限界を認識しつつも，優れた看護師を目指してほしい。

（3）生活の視点から捉える人間

　国は，急速に進む少子高齢化を背景に，2025年を目処に，「重度な要介護状態となっても住み慣れた地域で自分らしい暮らしを人生の最後まで続けることができるよう，住まい・医療・介護・予防・生活支援が一体的に提供される地域包括ケアシステムの構築」を推進している。医療では，高度急性期から慢性期までの病床の機能分化および在宅医療を推進し，「病院完結型」から「地域完結型」への移行が進められている。健康回復手段が医学的治療であるという前提で病気やその原因を把握しようとする「生物医学モデル」から，病気が治らなくても適切な対処によって，健やかな生活がもたらされることが健康になることを意味する「生活モデル」へと転換し，療養の場が医療機関から生活の場へと移行している。

　国際生活機能分類[12]（International Classification of Functioning, Disability and Health：ICF）は，2001年にWHO総会において採択された。ICFの前身である国際障害分類（International Classification of Impairments, Disabilities and Handicaps：ICIDH）が「疾病の帰結に関する分類」であったのに対し，ICFは「健康の構成要素に関する分類」であり，新しい健康観を提起するものとなった。生活機能上の問題は誰にでも起こりうるものなので，ICFは特定の人々のためのものではなく，「全

ての人に関する分類」であり，人間が「生きる」ことの全体像を示している。生活機能の3つのレベル「心身機能・構造：心身の働き」「活動：生活行為」「参加：家庭・社会への関与・役割」はそれぞれが単独に存在するのではなく，相互に影響を与え合い，また「健康状態」・「環境因子」「個人因子」からも影響を受ける。

　看護師は，疾患治療だけに焦点をあてるのではなく，病気をもちながらも生活している人として捉え，生活の質を改善することを目指すことが重要である。

4.　看護の実践者が身につける力

　超高齢社会の進展，疾病構造の変化，さまざまな医療状況の変化にあわせて，病院施設から地域在宅へと看護を提供する場の拡大がみられ，看護への期待も変化している。このような状況変化において看護の実践者が身につけるべき力についてみていく。

　2018年に，看護学士課程におけるコアコンピテンシー[13]として，「Ⅰ群　対象となる人を全人的に捉える基本能力」「Ⅱ群　ヒューマンケアの基本に関する実践能力」「Ⅲ群　根拠に基づき看護を計画的に実践する能力」「Ⅳ群　特定の健康課題に対応する実践能力」「Ⅴ群　多様なケア環境とチーム体制に関する実践能力」「Ⅵ群　専門職として研鑽し続ける基本能力」，6群25項目が設定された。コンピテンシーとは「単なる知識や技能だけでなく，様々な心理的・社会的リソースを活用して，特定の文脈の中で複雑な課題に対応することができる力」と定義されている。2010年の5群20項目の設定から変更された点は，人間を包括的に理解する能力として，「Ⅰ群　対象となる人を全人的に捉える基本能力」を増設し，その中に「1.　看護の対象となる人と健康を包括的に理解する基本能力」「2.　人間を生物学的に理解しアセスメントに活かす基本能力」「3.　人間

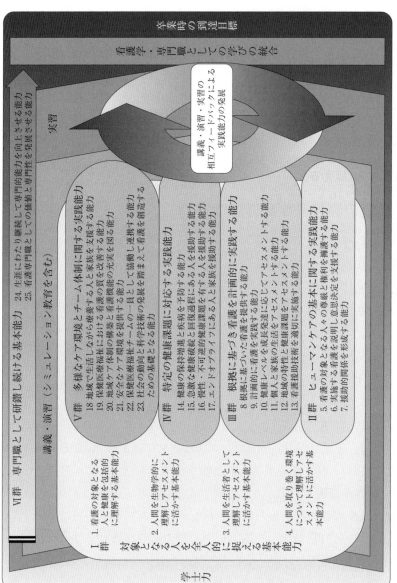

図 1-1　コアコンピテンシーに基づく看護学士課程教育の構造

[日本看護系大学協議会：看護学士課程教育におけるコアコンピテンシーと卒業時到達目標，p12，2018 より作成]

を生活者として理解しアセスメントに活かす基本能力」「4. 人間を取り巻く環境について理解しアセスメントに活かす基本能力」の4つのコアコンピテンシーが示されたことである。さらに，地域や在宅での看護ニーズの高まりに対応できる人材育成に向けて，Ⅴ群の名称を「多様なケア環境とチーム体制に関する実践能力」と改め，「18. 地域で生活しながら療養する人と家族を支援する能力」が追加された。

（1）人間を捉える力

　対象となる人を全人的に捉える能力は看護の対象となる人間に対して看護を実践する基盤となる。前述したように，看護の対象である人間の捉え方は，看護の基盤となる理論等に基づき固有の視点がある。人間が生物学的，心理・社会的存在であること，生活体であること，そして，環境との相互作用を含めて全体的存在として捉えることが必要である。人間を捉えるには，看護は科学的根拠に基づいた知識を活用し，人間を客観的にみるだけでなく，自分自身の存在自体を道具として使い，援助的関係を構築しながら，理解を進めるという方法論を用いる。人間理解にはヒューマンケアの基本に関する実践能力も必要となる。

（2）看護を実践する力

　看護実践には，根拠に基づく看護の計画的な実践，特定の健康課題への対応，多様なケア環境とチーム体制に関する実践が含まれている。これらの実践のなかで「看護過程」「看護援助技術」が重要となる。

　看護過程は具体的に実践するための方法論の一つである。看護過程は対人援助関係の過程を基盤とした，目標を達成するための問題解決法を応用した過程である。情報収集・アセスメント，問題点の明確化，目標設定・計画立案，実施，評価の5段階の連続したプロセスである。

　看護援助技術には，基本的な看護援助技術，行動変容を促す看護援助技術，人的・物理的環境に働きかける看護援助技術が含まれ，身体回復のための働きかけ，情動・認知・行動への働きかけ，人的・物理的環境への働きかけを理解し実施できることが求められる。

　この章では，看護の主要概念および看護の実践者が身につける力について述べた。概念は現象を記述するものであり，頭の中で考えていること，あるいは，観察したことを表現する言葉である。概念は定義を与えることによって明確化され，他の概念と区別することが可能になる。概念を言語化して説明することで他者と共通認識を得ることが可能になる，という，概念を用いることの効用がある。看護の主要な概念だけでなく，看護の現象については，看護師同士，患者に関わっている他職種，そして患者に言語化して説明することができ，共通認識を得られることが重要である。

学習課題

1．看護とは何か，自分の言葉で説明してみよう。
2．看護の対象を全体的に捉えるとはどういうことか，説明してみよう。

引用文献

1) F. ナイチンゲール：看護覚え書—看護であること 看護でないこと，第7版，湯槇ますほか（訳），p 14，現代社，2011
2) J. フォーセット：フォーセット 看護理論の分析と評価，新訂版，太田喜久子ほか（訳），p 2-3，医学書院，2008
3) Conway ME：Toward greater specificity in defining nursing's metaparadigm. ANS Adv Nurs Sci 7：73-81, 1985

4) Watson J：Caring knowledge and informed moral passion. ANS Adv Nurs Sci 13：15-24, 1990

5) 日本看護協会：ICN 看護の定義（簡約版）.
https://www.nurse.or.jp/nursing/international/icn/document/definition/index.html（参照 2020 年 8 月 11 日）

6) 日本看護協会（編）：看護にかかわる主要な用語の解説 概念的定義・歴史的変遷・社会的文脈, p 10, 2007

7) 厚生労働省：保健師助産師看護師法（昭和二十三年七月三十日 法律第二百三号）.
https://www.mhlw.go.jp/web/t_doc?dataId=80078000&dataType=0&pageNo=1（参照 2020 年 8 月 11 日）

8) ヴァージニア・ヘンダーソン：看護の基本となるもの, 再新装版, 湯槇ますほか（訳）, 日本看護協会, 2016

9) ジーン・ワトソン：ワトソン看護論 ヒューマンケアリングの科学, 第 2 版, 稲岡文昭ほか（訳）, 医学書院, 2014

10) 厚生労働省：平成 26 年版厚生労働白書 健康長寿社会の実現に向けて～健康・予防元年～, p 2, 2014

11) Martha E. Rogers：ロジャーズ看護論, 樋口康子ほか（訳）, 医学書院, 1979

12) 厚生労働省：「国際生活機能分類―国際障害分類改訂版―」（日本語版）.
https://www.mhlw.go.jp/houdou/2002/08/h0805-1.html（参照 2020 年 8 月 10 日）

13) 日本看護系大学協議会：看護学士課程教育におけるコアコンピテンシーと卒業時到達目標, 2018.
https://www.janpu.or.jp/file/corecompetency.pdf（参照 2020 年 8 月 10 日）

2 | 看護の歴史と看護理論

井出　訓

《**目標＆ポイント**》　私たちが学んでいる看護は，今日にいたる長い歴史の一ページにすぎないが，そこには脈々と流れる看護の理念や先達の思いがある。そうした歴史を振り返りつつ，今の看護における本質とは何かを理解する。
《**キーワード**》　看護の歴史，看護教育の沿革，看護の本質，看護理論，共に在ること，ナイチンゲール

1. 看護の始まり

　看護はいつ始まったのか。この問いに答えを与えるのは難しい。なぜならば，今日の看護が形作られるずっと以前より，人はみずからの身体を看ることや，また他者を看る行為を行っていたはずだからだ。

（1）看護の起源
①自分を看るシステム

　たとえば暑い夏，打ち水をした後の水たまりで，小鳥が水浴びをする姿を目にすることがある。雪降る寒い冬の日には，猿が温泉に浸かる姿がテレビで流れることもある。また，犬や猫がけがした傷口をペロペロと舌で舐めていることもある。動物は，寒ければ暖をとり暑ければ水浴びをすることで体温を調節し，けがをすれば傷を舐めて清潔を保とうとする。彼らのこうした理にかなった行為は，誰に教わったことではなく，彼らが生まれながらにして持つ生命体維持のプログラムによるといえ

る。

　われわれ人間も同様に，痛いときにはその部分を押さえることで，さらなる衝撃が加わることを防ごうとする。包丁やナイフで指を切れば，「痛っ」と指を咥えることもあるだろう。つまり，われわれ人間の体の中にも他の動物と同じように，生まれながらにして生命を維持しようとするプログラムが宿っているといえる。言い換えるならば，われわれ人間には誰にでも生まれながらにして自分で自分を看るシステムが備わっているのである。

②他者を看る力

　では，自分ではなく他者を看ることに関してはどうであろう。イラクの北東にあるシャニダールという洞窟から，約3万年前のネアンデルタール人の遺骨が発見されたことがあるそうだが，そのうちの一体には，身体的な障害があったという。遺骨は40歳くらいの男性であり，肩甲骨，鎖骨，上腕骨などに発達不全がみられ，右肘から下は切断されたような状態になっていたそうである。みずからの食料は自分で狩りに出て手に入れなければならない当時において，身体的な障害を持ちながらこの年齢まで生き長らえることは非常に困難であったことが想像できる。そう考えると彼の遺骨は，彼が当時グループの一員として支えられていたことを物語るものであるといえるだろう。つまり，約3万年も前から，人は自分で自分を看ることばかりではなく，他者を看ることも行っていたということがわかる。

　看護のことを英語でnursingといい，看護師のことをnurseと呼ぶことはよく知られている。しかし，nursingという言葉には，看護という意味以外にも動詞として，授乳する，子守をする，あやす，かわいがる，育てていくなどの意味が含まれている。つまり人は，生まれながらにして自分で自分を看るシステムを備えているのと同じように，子どもに乳

を与え，いつくしみ育んでいくことのように，自分以外の他者を看る力
も備え持っているのである。看護の始まりがどこにあるかというならば，
まさに自分と他者とを看るその力にこそ，看護の起源があるということ
ができるだろう。

（2）ケアという言葉
①ギリシャ神話の神

　看護の起源を理解するうえで，ケアという言葉を紐解くこともその助
けとなるだろう。ケアの語源は，クーラ（cura）というラテン語にある。
クーラはもともと，ギリシャ神話における気遣いや関心の神の呼び名で
あった。

　あるとき，この気遣いの神であるクーラが河を渡っていると，川底に
白亜を含む粘土を見つけたという。クーラはそれに関心を示し，思いを
めぐらせ，その粘土である形を作りはじめた。その形は人の形をしてい
たという。形を作り終え，さらにそれに思いをめぐらしていると，そこ
に天空の神ユピテル（ジュピター）がやってきた。そこで，クーラはユ
ピテルに，この形あるものに精神（魂）を与えてくれるように頼んだ。
ユピテルは快くそれを引き受け，それに精神（魂）を与えた。しかし，
クーラがそれに自分自身の名前をつけようとしたところ，ユピテルは，
自分がそれに魂を与えたのだから，自分の名前がそれに与えられるべき
だ，と主張しはじめた。クーラとユピテルが話し合っていると，今度は
そこに大地の神テルスが身を起こし，彼らにこう言って割って入った。
それには粘土という自分のからだが用いられているのだから，自分の名
前こそそれに与えられるべきだ，と。彼らの話し合いはどうにも決着が
つかなかったため，彼らは時の神クロノスに裁定を持ち込んだ。そして，
話を聞いたクロノスはこのような判決を下したという。

　ユピテルは魂を与えたのだから，このものが死ぬとき，魂は天に帰る。テルスはからだを与えたのだから，このものが死ぬとき，身体は大地に帰る。そしてクーラはこのものを最初に形作ったのだから，このものが生きているあいだは，このものを所有する。そしてこの形あるものは，明らかに土から出来ているので，土を表すラテン語でフムス（humus）と呼ばれるようになった。これが，人を表すヒューマン（human）という言葉の語源になっているという。

　生きている間は，人は，クーラ（ケア）が所有する。すなわち，人は生きている間はケアが必要な存在となったのである。

②人の誕生とケア

　人間という言葉は，人と人の間と書く。人は，人と人との間に生まれ，人と人の間で生き，人と人との間で死んでいく。人は決して，自分一人で生まれ生き死んでいくのではない。人から生まれ，人との関係において生き，人から世話を受けて死へと旅立たなければ，生きることも死ぬこともできない存在なのである。言い換えるならば，人は生きている限りケアを必要としている存在であり，人は生まれながらにしてケアに絡め取られている存在である。それはすなわち，人の誕生こそがケアの起源であるといえるのではないか。

（3）看護（ケア）の本質

①他者の理解

　それでは，看護（ケア）の本質とはいったい何であろうか。

　以前に勤務していた大学で，老年看護の病院実習を担当したことがある。学生たちは，認知症やパーキンソン病など進行性の疾患を患っている方々，転倒から骨折を繰り返して寝たきりの状態になっている方々など，さまざまな高齢者を受け持ちながら 3 週間の実習を行い，終了後に

はレポートの提出が義務づけられていた。多くのレポートには，認知症になることの大変さがよくわかった。寝たきりで生活することの辛さを実感できたなど，学生なりに感じとった内容が書かれていたが，ときどきそうしたレポートを読んでいて疑問を抱くことがあった。それは，「君たちにはほんとにそんなことがわかったのか？」という疑問であった。

　自分より50年も60年も長く生きてきた人たちが，その人生の終わりにきて認知症という状態を生きていくその意味を，また，歩きたいと思い，自分のことぐらいは自分でしたいと思いながらも，人に下の世話を頼まないと自分でウンチもおしっこもできない，その辛さ，大変さ，悔しさ，切なさを，本当の意味において理解することは簡単なことではない。2～3週間というわずかな関わりだけで，簡単に「わかった」と言えてしまうほど，彼らの抱く思いは薄っぺらなものではないだろう。

　ミルトン・メイヤロフは，「自分以外の人格をケアするには，その人の世界を，まるで自分がその人になったかのように理解できなければならない。その人の世界がその人にとってどのようなものであるのか，その人は自分自身に関してどのような見方をしているのか，いわば，その人の目でもって見て取ることができなければならない。外から冷ややかに，あたかも相手が標本であるかのように見るのではなく，相手の世界で相手の気持ちになることができなければならない」と語る。しかし，人生の終わりに認知症や障害と生きなければならないことを，その人がどのような思いで受け止めているのか，また何を感じて生きているのかを，その人とまったく同じように，他者である私たちが感じ取ることは不可能である。「その人の世界を，まるで自分がその人になったかのように理解できなければならない」というメイヤロフの言葉は，関わりの指針として重要であり心すべきことであるが，完全に相手の気持ちになって他者を理解することは不可能であるという，人間としての限界をそこに含

み持つ。なぜならば，私が感じているこの痛みは，あくまでも私の個人的な痛みであって，その痛みと似たような経験を他者はすることができたとしても，決して同じ痛みとして分かち合うことはできないからである。

②無力さとの対峙

　看護者は，ときに看護（ケア）の場面において，どうすればいいのかわからないと感じる状況に立たされることがある。たとえば，「どうして私だけがこんな病気にならなくちゃいけないのか」といった患者の嘆きや，「ぼく，がんで死ぬんだよ」という小児がんの子どもの涙。「生きていたって，何も楽しいことなんかない」という孤独な高齢者の嘆きや，「記憶がどんどんとなくなっていくのが怖いんです」という，認知症の人の言葉などである。看護者は，そうした対象者の実存的な問いの前に立たされ，まったく言葉を失い，ただ立ち尽くしてしまうことがあるのではないだろうか。彼らの気持ちを理解しようと努めても，認知症や不治の病などを患うことで本人や家族がどのような痛みを感じているのかを，彼らとまったく同じように感じ，理解することができない。そんな人としての限界を，また近づきたいと思っても決して超えることのできない壁を感じることがあるのではないだろうか。看護者（ケア提供者）などという看板をぶら下げつつ彼らの前に立ち，それではいったい何ができるのかと自分の手を見つめても，手の中は空っぽで，みずからの無力さ，非力さに，ただただ打ちひしがれている自分を見つける，そんな経験をすることがあるのではないか。

③無力さゆえの本質

　しかし看護者が，自分には何もできないという看護者としての無力感に打ちひしがれるとき，そこには，無力な人間である看護者が無力な人間である他者に，それでもなお関わろうとする看護（ケア）の本質が見

い出されるのではないだろうか。それでは，ケアの本質，看護の本質とはいったい何か。それは，「共に在ること」だと私は考えている。看護とは共に在ること。看護は，無力であるがゆえに，共に在るしかないのだと考えている。しかしそれは，看護が無力であるがゆえに発揮される最大の力である。無力な人間が人として人に関わるときに，その人のことを思いつつ無力ながらに関わり，そして無力であるがゆえに発揮される力こそが，看護なのだと思うのである。

④**共に在ること**

　それでは，「共に在る」とはどういうことか。共に在ることは，共に居ることとは異なっている。それは，本気で関与する，責任をもつ，といった意味で用いられるコミットメント（commitment）という英語のニュアンスに近いのかもしれない。つまり，共に在るとは，看護者と対象者とがちょうど一つの絵柄の図と地のように，そこに一体となってある「純粋な関係」性である。下手をすると，関わりを持つことで看護者自身が辛く，苦しくてたまらなくなるかもしれないが，それでも，関わるというその責任を果たす，またそうした行動をとることといえる。それゆえに，共に居ることとは意味合いが違っている。共に居るだけならば，ただ眺めて立ち去り居なくなれるが，共に在るということは，そこに一体となってお互いに関係性を持つことだからである。

　共に在るとは，自分の無力さを偽りつつあたかも相手が標本であるかのように傍観するのでなく，対象者を傷つけるかもしれないリスクを背負いつつその場にとどまり，また他者の痛みや苦しみに対して無力な自分が傷つくことを覚悟のうえでその関係に向かい，相手の苦痛の中に巻き込まれていくということ。すなわち，人と人との関わりの中へとみずからの身を投じていくというコミットメントなのである。

（4）近代看護の始まり

　看護が，今日ある形として確立していったのはいつ頃であったろうか。近代看護の確立に重要な役割を果たしたとされる，フローレンス・ナイチンゲールの働きからその歴史を以下に振り返りたい。

①カイザースベルト学園での学び

　ドイツにあるカイザースベルト学園は，1836年にプロテスタントの牧師であったテオドール・フリードナーによって創設された看護師養成所である。この学園は，教会に設けられた病院や施設（ディコニア：diconia）において看護にあたる女助祭・執事（ディアコニッセ：deaconesses）を教育するための場として設立されたものであった。牧師の妻であったフリードリケは，日々の経験の記録や実践をふまえた理論，技術などをまとめて看護の教科書を作成するなど，組織的で先駆的な活動を行っていた。

　1820年，イギリスの名門家に生まれたフローレンス・ナイチンゲールは，24歳で看護師を志した後にカイザースベルト学園の報告書を読み，1850年と51年の2度にわたりこの学園を訪れ，フリードナー夫妻からの教育を受けている。ここでの教育が，ナイチンゲールがその後に近代看護を確立するうえでの重要な基礎となったと考えられる。

②クリミア戦争での看護

　ナイチンゲールの名を一躍世に知らしめることになったのが，1853年から始まったクリミア戦争での活躍である。イギリス軍の野戦病院における傷病兵の受け入れ体制が遅れをとっていることを知った彼女は，みずから志願して看護団を組織し，野戦病院での看護に赴いたのである。しかし，こうした献身的な看護はさることながら，クリミア戦争におけるナイチンゲールの看護で特筆すべきは，今日まで脈々と看護の中心に受け継がれている科学的な看護のアプローチにある。彼女は，軍人によ

り劣悪な衛生状況で管理されていた傷病兵の看護を改革し，その結果を統計的な手法によってエビデンスとして明示していったのである。彼女のこうした働きはイギリス軍の死亡率を激減させ，さらには民間や植民地における健康改善にも大きく貢献をすることにつながっていった。

③ナイチンゲール看護学校

　ロンドンにあるセント・トーマス病院には，ナイチンゲール博物館が隣接して建てられている。現在は，ロンドン大学のキングスカレッジに移っているが，病院内にナイチンゲール看護学校（The Florence Nightingale School of Nursing and Midwifery）が置かれていたことを記念して建てられたものである。

　看護学校の設立は，ナイチンゲールが行った業績の中でも非常に重要な働きの一つであるといえるだろう。それは，教育という形で理念を継承し，必要とされる基礎的な知識と技術とを持つ看護師を広く養成していくシステムを築き上げたからである。看護学校での教育方針は，ナイチンゲール方式と呼ばれ，"見習い制度"で行われていた。臨床での経験を大きな学習機会として位置づけ，経験や観察事項の記録による看護評価や総括を行わせるなど，今日の看護教育にもつながる科学的な考え方に基づく教育の提供が行われていた。まさに，近代看護の基礎が築かれていったといえるだろう。

2. わが国における看護の歴史

　それでは，わが国において看護はどのように発展してきたのだろうか。ここでは看護教育に焦点をあて，その大筋を概観したい。

（1）看護師養成所の設立

　わが国における最初の看護教育機関は，1885（明治18）年に東京で設

立された，有志共立東京病院看護婦教育所である。有志共立東京病院は，医師の高木兼寛によって設立されたが，彼はイギリスのセント・トーマス病院医学校への留学経験があり，ナイチンゲール方式による看護に理解があったといわれる。高木医師は有志共立東京病院での看護婦教育所の設立に尽力し，アメリカから派遣されていた女性宣教師，メアリー・リードを最初の教育担当とした。彼女は，アメリカでナイチンゲール方式の看護教育を受けた看護師でもあったのである。看護婦教育所はその後，東京慈恵医院看護婦教育所と改称されている。

　東京に看護婦教育所が設立された翌 1886（明治 19）年，京都に京都看病婦学校が同志社の創設者である新島襄によって設立されている。看病婦学校での教育には，新島と親交のあったアメリカ人医師のジョン・ベリーを通じ，アメリカで最初の訓練看護婦であり宣教師でもあったリンダ・リチャーズが責任者として招かれた。リチャーズは，イギリスで直接ナイチンゲールから近代看護を学んだ経験もあり，看病婦学校では当時の欧米における最新の教育プログラムが提供されていた。

　その他にも，桜井女学校付属の看護婦養成所や，日本赤十字社の看護婦養成所などが設立されているが，こうした初期の看護師養成所での教育は，ナイチンゲール方式にのっとり外国人指導者が教育を行うものが多かった。しかし，指導者の帰国や卒業生が少人数であったことなど，看護としての高いレベルを維持することが難しい一面もあった。また，当時の需要としては，質の高い看護よりも数的に看護婦を増やしていくことが求められており，養成機関の多くも基盤病院での看護婦需要を満たすことに一義的な目的がおかれていたともいわれる。その背景には，日清戦争や日露戦争，さらには第一次世界大戦など，戦争による負傷兵や自然災害などの被災者を看護する必要が求められていたことがある。

（2）看護教育の標準化

　各養成所から生み出される看護婦には，当時，国レベルでの教育に関する規定や登録制度などは何も整っていなかった。そのため，看護婦の数が増えていく一方で，教育や資格，業務内容も一定していない状況があった。そこで政府は，1915（大正4）年に「看護婦規則」を交付し，看護に関する試験や免許の制度を全国で統一したのである。これにより，看護婦免許を取得するためには，18歳以上の者で，①地方長官の指定した看護婦学校または養成所を卒業した者，②地方長官が行う看護婦試験に合格した者という，2つのコースが定められたのである。また，「看護婦規則」が制定された後，「私立看護婦学校看護婦講習所指定標準ノ件」という内務省訓令が発令された。これは，それまで各都道府県において独自に定められていた教育内容や設備などを，全国で標準化するためのものであった。これにより，日本各地の看護婦養成所の施設設備や教育内容に関する質をある程度担保することが可能となったのである。

（3）看護の転換期

　わが国の看護教育や看護体制が質的に大きな転換を迎えるきっかけとなったのが，第二次世界大戦での敗戦であった。敗戦により日本がGHQの支配下に置かれると，連合軍最高司令部の公衆衛生福祉局に看護課が設置され，看護師でもあり婦人部隊の将校でもあったグレース・オルトが初代の課長として就任した。彼女はまず，看護教育のレベル向上に向け東京看護教育模範学院をモデル学校として立ち上げた。これは，敗戦とともに病院と校舎をGHQに接収されていた聖路加女子専門学校（聖路加国際病院付属高等看護婦学校として1920年設立）が日本赤十字女子専門学校に移り，両者が統合される形で東京看護教育模範学校へと改称されたものであった。また，保健所の整備や各都道府県における看護

課の設置，看護協会の設立など，看護に関して精力的な改革を行っていった。

　看護の質を高めていくために GHQ が行った改革の一つが，それまでばらばらであった保健婦，助産婦，看護婦を一つのまとまりを持つ団体とし，教育，法律とともに一元化していくことであった。そして，さまざまな検討の結果として出されたのが，1948（昭和23）年に出された，通称「保助看法」と呼ばれる「保健婦助産婦看護婦法」である。この法律により3者の資格は国家免許となり，また看護の「名称独占」と「業務独占」とが規定されることとなり，現行の看護教育制度の第一歩が踏み出されることになったと同時に，職業としての看護の法的な根拠が，この法律によってより明確に規定されることとなったのである。

（4）今日とこれからの看護

　第二次世界大戦後，時代は昭和から平成，そして令和へと進み，われわれが暮らす社会も大きくその有り様を変化させてきた。人々の暮らしはどんどんとその質が高められ，気がつけばわが国は，世界の中で最も長寿の国となっている。社会や人口構造の変化，またそれに伴う疾病構造の変化は，医療技術の発展とともに看護ケアシステムの変革をももたらしてきた。また看護体制や教育も，その時代に必要とされる法の改正や体制，制度の強化などが図られてきた。そして今日，臨床の現場では優れた管理能力と専門知識，熟練した技術とケアに向かう熱意とが必要とされるようになっている。看護教育の大学化によるレベルの向上，さらには資格の専門分化による体制の強化は，こうした状況を反映した動きといえるだろう。

　1952（昭和27）年，高知女子大学に初めて看護系大学が誕生して以来，教育カリキュラムの改正をふまえながら，大学における高度な看護教育

が進められてきている。大学数も，看護系大学協議会ウェブページをみると会員校が287校（2020年5月末現在）との記載がある。しかしその一方，日本の大学の3.3校に1校が看護学科を設置している状況であるほどに，急速な看護系大学の増加も指摘されており，教育レベルの向上を模索しての大学化が，逆に大学間での格差や教育内容レベルの低下を招いている可能性も否めない現状がある（旺文社 教育情報センター26年1月．http://eic.obunsha.co.jp/resource/pdf/educational_info/2014/0107.pdf）。

　看護の専門的な資格としては，大学院レベルで行われる専門看護師の資格認定制度がある。また，認定看護師教育課程を修めることによって得られる認定看護師資格もある。さらには，師長レベルを対象とした認定審査による認定看護管理者と呼ばれる資格がある。これらは日本看護協会が認定する資格であるが，こうした資格以外にも，さまざまな学会や団体が認定する資格などもあり，医療現場での専門的な知識を有する看護者としての働きが期待されてきている。また近年，米国におけるナースプラクティショナーのように，大学院における特定行為に係る看護師の研修制度が進められている。2009年には，一般社団法人 日本NP教育大学院協議会が設立され，2020年7月現在で11校が会員校として登録し，すでに400名以上の修了者が出ている。また厚生労働省は，2014年6月に「特定行為に係る看護師の研修制度」を創設し，医師又は歯科医師の判断を待たずに，手順書により，一定の診療の補助を行うことのできる看護師の養成を進めている。さまざまな専門資格とその可能性には，今後の看護の新たな展開と発展とが期待されるところである。

3. 看護理論家とその理論

　ナイチンゲールから近代看護の歴史を大まかに振り返ってきたが，今

日の教育で語られる看護の考え方はどれも，ナイチンゲールの看護に対する考え方を出発点に，それを発展させてきたものであると言っても過言ではない。つまり，数多の看護理論家が語る理論はいずれも，少なからずナイチンゲール看護論の影響を受けているといえる。以下では，代表的な理論家の看護に対する考え方を概観する。

（1）フローレンス・ナイチンゲール

　ナイチンゲールは，今日的な意味での看護理論書を書いてはいないが，彼女の看護に対する考え方は，著書である「看護覚え書き」に見て取ることができる。この本の中で彼女は，すべての病気は，程度の差こそあれ，その性質は回復過程にあると述べている。そして，病人が回復するそのプロセスを妨げることなく，空気や陽光，暖かさや静けさ，清潔さといった自然の力が働きやすくなるために適した環境を整え，健康回復を助けていくことが看護の役割であるとしている。つまりナイチンゲールは，病気の原因を特定してそれを取り除こうとするそれまでの特定病因論的な考え方ではなく，人の持つ生命力，自然治癒力に着目し，そうした力を持つ「人」と，その人を取り巻く「環境」との関係から健康を捉え直すことにより看護の役割を導き出したのである。それが，ナイチンゲールの看護観が環境論ともいわれ，人とはいかなる存在であるのかを問う看護理論家の先駆けでもあるゆえんである。

（2）ヴァージニア・ヘンダーソン

　「人間とはいかなる存在か」という問いに対し，心理学的な側面からの説明を行ったのがヴァージニア・ヘンダーソンである。彼女は，ナイチンゲールが着目した回復プロセスにある生命力や自然治癒力の前提となる心理的な欲求を，14の階層からなる人間の基本的欲求（ニード）とし

て説明した。そして，人はみずからの欲求を満たす力を有する自立した存在であること，また，看護はそうした人間の基本的な欲求に基づいて引き出され，ニードを充足すべく患者を助け，かつ患者がそれを遂行できるよう状況を整えていくことであるとした。そのためヘンダーソンは，看護の対象を健康な人から病人，死に瀕した状況にある人など，さまざまな健康レベルにある人として捉え，どのような健康状況にある人であれ，健康あるいは健康の回復に資するような行動をすることを支援することが，看護の独自の機能であると考えたのである。

（3）マーサ・ロジャーズ

　理学博士でもあったマーサ・ロジャーズは，人と環境との相互作用に着目し，また人の自然治癒力を大切にしながら看護を論じた。彼女はまず，人間をさまざまな＜エネルギーの働く場＞であると捉え，その働きを外部とエネルギーや物質のやり取りを行う＜開放系＞であると考えた。そして人の存在は，今ここにいる存在がすべてではなく，今まで生きてきたその人も，これから生きていくその人も，同じその人としての存在であり，また場所を離れていても家族に想いを馳せることのように，人は時間的・空間的な縛りを超えた＜さまざまな次元＞の存在と考えたのである。そうしたさまざまな次元において環境とのやり取りを続ける人間は，相互作用の中で常に変化し続けている存在でもある。たとえば，われわれの身体は成長に伴って変化する。古い細胞は日々新たなものへと入れ替わり，今日の私はそうした意味において昨日の私とは違っている。しかしその一方で，私という存在は何も変わらず昨日も今日も私であり続けている。ロジャーズは，こうした人の変化の有り様をエネルギーの場に特徴づけられた波が立ち表す＜パターン＞であると考えた。つまり，コアにある変わらない私という存在が環境との相互作用の中で投影

されている姿（パターン）を，変化する有り様として捉えていたのだろう。

　ロジャーズはさらに，人と環境との関係を，①統合性，②共鳴性，③らせん運動性という3つの原理からなるホメオダイナミクスという考え方で説明した。簡潔に説明すると，統合性とは人と環境とが同時に双方向的に作用し合うこと。共鳴性とは，お互いの作用によってお互いが共鳴し合うこと。そして，らせん運動性とはお互いが作用し合い共鳴し合うことで，多様な形へと変化，発展していくことである。ロジャーズは，こうした環境との相互関係性の中で常に変化する存在として人を捉えていたのである。そして看護を，誰かに何かをすることといった具体的定義で説明するのではなく，看護科学という視点から，看護とは人と環境との関係性などを含めた抽象的な知識体系であり，人間と環境との科学でありアートであると考えたのである。

（4）ドロセア・オレム

　「セルフケア（self-care）」と「依存的ケア（dependent-care）」という考え方を用いて看護を説明したのがドロセア・オレムである。セルフケアを直訳すれば，「自分で自分を看ること」と訳すことができるだろう。また，依存的ケアとは，たとえば母親が子どもに対し，また子が年老いた親に対して行うような，自分に依存している人へのケアであり，「他者を看ること」といえる。

　セルフケアは，人が生命や健康，安寧を維持していくうえで，自分のために自分自身で行動を起こし遂行する諸活動の実践であるとされる。そして人は，日常的なケアに必要不可欠なセルフケア要件を満たすためにこうした行動を起こしていると説明された。オレムは，セルフケア要件とはセルフケアをしなければならない具体的な事柄のことであると

し，3つのタイプに分類しているが，その内容はいわば，人々が抱くニードのことであるといえる。まず，すべての人に共通する誰もが持っているニードを「普遍的セルフケア要件」とした。これは，ヘンダーソンが示した基本的欲求と類似した内容となっている。また，人間の発達に伴い変化していくニードを「発達上のセルフケア要件」，人が健康から逸脱した際に生じるニードを「健康逸脱によるセルフケア要件」と呼んでいる。そして看護とは，人がセルフケアできなくなったとき，あるいはそうなることが予測されたときに介入し手助けすることであると説明したのである。オレムは，こうした患者のセルフケア能力に応じて看護者の介入パターンが変化する看護のあり方を看護システム理論として説明し，完全代償タイプ，部分代償タイプ，支持的・教育的タイプという3つに分類している。セルフケアに関しては，第4章を合わせて学習していただきたい。

（5）シスター・カリスタ・ロイ

　前出のオレムは，患者と看護者の相互関係をシステムとみなし看護システム理論を展開したが，ロイは人間を環境と相互に作用し適応する全体的適応システムと捉えることから看護を説明した。まずロイは，人が自覚的な意識と選択とによって環境との統合を作り出すプロセスとその成果を「適応」と考えた。つまり人間は，さまざまな外的環境からの刺激（入力）の中においても，自己を変わらずに在り続けさせようと自覚的，選択的にコントロール（対処プロセス）を行い，なんらかの適応反応（出力）を起こすことによって環境との統合を図ろうとするシステムと考えたのである。そして，適応反応は，生理的様式，自己概念様式，役割機能様式，相互依存様式という4つの様式において出力され，そこでの適応を促進していくよう支援していくことが，看護の目標であると

考えた。生理的様式とは，たとえば外気温の変化に対して体温を調節するような，生理的な適応様式のことをいう。また自己概念様式とは，たとえば人工肛門の造設や乳房切除などによって身体的に変化した自分を抱きつつ，自分にとっての自分という存在を受け入れ維持していくような，自分自身をどのように捉えていくかという適応様式をいう。役割機能様式とは，たとえば父親や母親といった家庭内での立場や，仕事上での役割など，社会関係の中におけるみずからの立場や働きの変化に対する適応様式をいう。そして相互依存様式とは，その人に関わる重要な他者との対人的な関係性における適応の様式のことである。たとえば，乳房切除に伴う夫と妻という関係性や，AIDS に罹患した患者と友人との関係性など，かけがえのない相手との相互関係における自己維持の様式であるといえるだろう。

　人とはどのような存在であるのか，またその人を対象とする看護とは何か。そうした問いに正解があるわけではない。また，それぞれの理論家が生きた時代，直面した課題，影響を受けた考え方などの違いにより，そのアプローチはさまざまである。しかし，ナイチンゲールが病人と向き合いつつ彼らの健康回復を支援するためにみずからのなすべき役割を考え，人のあり方，人を取り巻く状況を理解しようと努めていたように，いずれの理論家も真摯に人と看護と向き合いながら理解を深めようとしていたことがわかる。
　代表的な理論家が語る看護に対する考え方を概観したが，どの理論もその要点を簡潔にまとめたにすぎず，説明しきれなかった部分が多々ある。また，ここに紹介した理論家がすべてではなく，その他にもわが国を含めて著名な理論家による重要な看護理論がいくつかある。看護理論に関する良書が数多出版されているので，歴史的な背景とともに，それ

ぞれの理論に関しても各自で学びを深めていただきたい。

学習課題

1. ナイチンゲールの「看護覚え書き」を読み，ナイチンゲールの看護に対する考え方を整理してみよう。
2. 看護（ケア）の本質とは何だと考えるか，自分なりの言葉でまとめてみよう。
3. 紹介されていない看護理論家を一人選び，その理論家の考え方をまとめてみよう。

参考文献

・フローレンス・ナイチンゲール：看護覚え書―看護であること 看護でないこと，第7版，湯槇ますほか（訳），現代社，2011
・勝又正直：はじめての看護理論，医学書院，2005
・筒井真優美（編）：看護理論，改訂第3版，南江堂，2019
・杉田暉道ほか：看護史，第7版，医学書院，2005
・日本看護歴史学会（編）：日本の看護のあゆみ，日本看護協会出版会，2014

3 | 疾病論と健康論

井上 洋士

《**目標＆ポイント**》 健康とは何か，看護は人間の健康を保つためにどのような役割を果たし得るのかについて理解する。また，急性期の看護についても理解し，健康のあらゆるレベルにおいての看護について考察していく。
《**キーワード**》 疾患，病気，健康，生活の質，予防，ヘルス・プロモーション，医学モデル，生活モデル，急性期，侵襲

　看護は，健康や不健康にかかわらず，つまり健康のあらゆるレベルの人々を対象に行われる。この章では，まずは健康について考えていく。次に，人の健康を保つために看護がどういった役割を担えるのかについて考える。急性期の患者の侵襲と看護についても言及する。

1. 人々の健康と看護

（1）健康とは何か

　そもそも健康とは何といえるだろうか。「老い」や「死」と同様に昔から人々の関心の的となってきたのが「健康」である。しかしこれまで「健康」の捉え方や概念についてさまざまな議論が行われてきたものの，客観的で絶対的な概念規定は行われておらず，価値観の多様化のなかで混乱したり，「健康」の示す内容が変わってきていたりする。時代的背景や社会の変化，医療の進歩によっても変わってくる。また，対象がどのライフサイクルにあるのかによっても「健康」が異なってくる。

　「健康とは何か？」と一般の方々に尋ねた場合，多くの方が「病気では

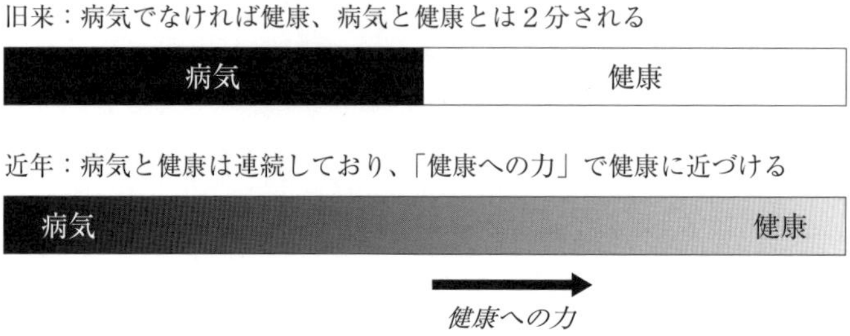

旧来：病気でなければ健康、病気と健康とは2分される

病気	健康

近年：病気と健康は連続しており、「健康への力」で健康に近づける

病気	健康

健康への力

図 3-1　病気と健康についての考え方の変化

ない状態」と言うだろう。しかし，最近は，「病気か／健康か」という2分した考え方ではなく，むしろ**図3-1**にあるように「病気という状態にあるのか・健康という状態にあるのか」ということを連続的に捉えようという考え方になってきている。ちなみに，「疾病」ないしは「疾患」は，後に述べる「医学モデル」の考え方に基づいており，医師により診断される病名ベースの考え方であるのに対し，「病気」は主観的なものであり，その人が捉える体調の悪さ，健康の破綻を指すとされる。

　このような「病気」との連続性とともに，もう一つの「健康」の特徴をあげると，全人的・包括的に捉えるべきとされている点である。第二次世界大戦後の1946年に世界保健機関（WHO）憲章が採択され，1948年に発効となった以下の健康の定義が最も参考になる。

　「健康とは，単に疾患や虚弱がないということではなく，身体的，精神的，社会的に完全に well-being な状態のことをいう」。

　70年以上前に発表されたこの健康の定義ではあるが，依然として現在でも引用されることが多いのは，この定義が普遍性を持ち，また年月を経てもおおむね当てはまっていることによるだろう。身体的な側面だけではなく，心理的ないしは精神的，そして社会的な側面にも目を向ける必要性があると明示されているところが画期的であった。近年ではスピ

表 3-1　WHOQOL-100 の構成要素（一部）

＜身体的＞
　日常生活動作/医薬品と医療への依存/活力と疲労/移動能力/痛みと不快/睡眠と休養/
　仕事の能力
＜心理的＞
　ボディイメージ/肯定的感情/否定的感情/自己評価/スピリチュアル/思考/記憶
＜社会関係＞
　人間関係/ソーシャルサポート/性的活動
＜環境＞
　経済状況/自由・安全・治安/健康資源の利用しやすさ・質/居住環境/情報・技術の獲
　得機会/余暇活動/生活圏の環境/交通

リチュアルな側面などを追加していこうとする流れがある。「健康」と
いったものを，身体面を超えてより広く捉えようとする WHO の試み
は，その後「健康」を考えるときの基本的な姿勢，すなわち「健康観」
の基礎を形づくったといえる。WHO はまた，生活の質すなわち QOL に
ついても定義しており，「個人が生活する文化や価値観のなかで，目標や
期待，基準または関心に関連した自分自身の人生の状況に対する認識」
としている。そして WHOQOL-100（**表 3-1**）にみられるように，QOL
の構成要素をみてみると，健康とほぼ重なり，全人的・包括的にその人
の状態を捉えようとしている状況がわかる。

（2）看護とは何か

　それでは，看護は人間の健康にどうかかわるといいのだろうか。
　日本看護協会は，「看護とは，健康のあらゆるレベルにおいて個人が健
康的に正常な日常生活ができるように援助すること」としている。アメ
リカ看護協会（ANA）の定義では，「看護とは現にある，あるいは潜在す
る健康上の諸問題に対する人間の反応を診断し，かつそれに対処するこ
とである」（American Nurses' Association：Nursing；A Social Policy

Statement, American Nurses' Association, 1980）と定義している。看護は，人間の健康にかかわるのであり，またその健康は，対象のライフサイクルに応じた多様なレベル・問題があり，また今何かが起きていなくても，それが起きそうであること，すなわち予防的な側面も考えなければならないということが，基本にあるといえよう。そして，看護はどのような健康レベルであってもかかわる役割を担うべきであることがみえてくる。したがって，看護を必要とする人には，患者，患者の家族，住民，人々，障がい者らが含まれることになる。

2. 疾病予防とヘルス・プロモーション

　健康障害に陥った場合にはその悪化や二次的な障害を未然に防ぐことが，つまり予防が重要となる。予防には3つのレベルがあると考えられている。

　一次予防 primary prevention は，将来的にも健康レベルを維持できるような，健康の増進や，特定の疾患にかからないようにするため予防接種などをする特殊な予防を指す。

　二次予防 secondary prevention は，疾病や障害を早期に発見して早期に治療・対処することを指す。代表的なものが健康診断であり，疾病や障害の悪化を防止することになる。

　三次予防 tertiary prevention は，疾病や障害のリハビリテーションを指す。実際に起きた健康障害があっても，生活の質を少しでも高め，日常生活を送ることができるようにする。

　近年は，疾病の予防や早期発見を超えて，その人の健康を最適な状況にもっていくというヘルス・プロモーションの考え方が重要とされている。

　世界保健機関が 1986 年にカナダのオタワで開催した国際会議では，

ヘルス・プロモーションに関する憲章（オタワ憲章：Ottawa Charter）が採択された。そこでは，ヘルス・プロモーションについて，以下のように規定している。

「ヘルス・プロモーションとは，人々が自らの健康をコントロールし，改善することを増大させようとするプロセスである。十全な，身体的，精神的，社会的によい状態に到達するためには，個々人やグループは向上心を自覚し，実現しなければならない。ニーズを満たさなければならない。環境を変え，それに対処しなければならない。それゆえ健康とは，毎日の生活を送る一つの資源なのであって，生きていることの目的ではない。健康というのは身体的能力であると同時に，社会的ならびに個人的な資源であることを強調する積極的な概念なのである。それゆえ，ヘルス・プロモーションというのも，健康だけにかかわるのではなく，健康的なライフ・スタイルから，よりよい状態へと進むものなのである」。

ここでは，「人々が自らの健康をコントロールし，改善することを増大させようとするプロセスである。」「環境を変え，それに対処しなければならない。」という記述がある。個々人に健康の維持，回復に向かえる力をつけるという点が強調されている。この健康への力を付与することこそが，ヘルス・プロモーションの中心的な考え方である。**図 3-1** でいうと，病気と健康の連続を考えたときに，右の「健康」に向かう力といえる。

3. 医学モデルから生活モデルへ

これまで一般には，疾患や疾病を治すという点では，医師や看護師など専門職の力が強調されてきた。しかし近年は，高齢化社会に入ったことや，慢性疾患が多い時代になってきたことにより，疾患や疾病がないことだけで本当に健康といえるのだろうかという考え方が強くなってき

ている。その考え方の変遷を代表する動きの例として「医学モデル」から「生活モデル」への転換があげられる。

「医学モデル」は，従来の西洋医学や近代的・科学的医学の発展や展開の中で蓄積・確立されたモデルである。そこでは症状や疾病，障害などの生物学的な面や疾患の原因に着眼し，それらを除去・軽減することが理想とされて，多くの力が注がれてきた。一方，「生活モデル」では，生きがいやはりあいなど，その人の捉える満足度の高さ・精神的な充足感にも注目し，肯定的な面の維持や強化に着目している。「医学モデル」から「生活モデル」への流れの中で，健康づくりの活動は，いくつかの変化が起こっている。

一つは，健康づくりの場の中心を医療機関から地域社会に据えかえようとする変化である。当然のことながら，その流れは，医療の専門職が主役であった健康づくり活動から地域の市民が主役となる活動への転換という二つ目の変化につながってきた。三つ目は，客観的な健康重視から主観的な健康重視への転換である。医療の場で重視されてきた検査値など科学的なデータも重要ではあるが，それだけではなく，一人ひとりが思う，そしてその人の語りからしか得られない「幸せ」や「満足」が重要であるという，主観的な要素を重視していこうとする変化である。

看護においても，こうした変化が少なからず反映されてきており，結果として看護の活動の場も広がってきている。

4. 看護の実践の対象と目標

それでは，健康の諸側面に対して，看護は何ができると考えられるだろうか。

看護は，中世の時代から，病人の看病をする行為として捉えられることが多い。実際，傷病者の安全・安楽を保つための専門的知識や技術を

持つものとして看護職は必要とされてきた歴史もある。

　しかし，ここまで述べてきたような健康の概念の変化に伴い，健康にかかわる看護も，必ずしも疾患をかかえている人を対象として行われるものではなくなってきた。健康状態のいかんにかかわらず，またライフサイクルや発達のあらゆる段階にある人々をも対象として行われるようになってきている。日本でもそれは，大正から昭和の初期において，看護婦らが地域の指導者からの要望を受け，地域住民を対象として，健康を守るために，食事や栄養，居住環境などを改める教育や指導をしてきた実践の歴史からも明らかである。

　さらに看護は，その人の生活を充実させ well-being を向上させることを目標として援助をしていくものへと変わってきた。したがって，人の生活の質を多次元的・包括的に捉えることがまず求められるようになった。つまり，たとえば身体症状のみをみるのではなく，心理的，社会的，スピリチュアルに充実した生活を送れているのか，どういう点が不足していて，どこが満たされる必要があるのかを見据えて援助するものへと変わってきた。その際，その人の持つ力を重視していく必要性も高まってきた。その人ができること，できるようになることはたくさんあるはずだという前提に立ち，それを伸ばすというのも看護の役割として重要視されるようになってきた。

　一方で，そうした力が不足している人たちもたくさんいる。健康への力を伸ばす，すなわちエンパワメントするというだけではなく，どうしても不足しているとアセスメントできる場合には，不足している部分を補ってあげる必要が出てくる。急性期の患者などはその典型例である。

　また，そもそも不足していること自体に本人が気づいていないことも多い。そうした場合には，まず潜在化している課題は何かを明らかにし，それについて本人や家族と共有し，解決の道を探ることが求められる。

一方的に援助をしたり，課題の共有化をしないでいると，その人の持つ力をかえって低下させることにもつながり，結果として，新たな健康上の課題が出てきた場合にその人自体が対処できなくなる状況づくりをしてしまうことにもなりかねない。また，本人の力がない場合には，援助を求めないということも多く，悪循環に陥ることも少なくない。そうした状況にある場合には，看護師があえて近づくという必要性も出てくる。

　看護は本来，人を包括的に捉え，すなわち「生活の質」を高めることを見据えて，その人の健康維持力を高めるための援助をし，また不足している領域については看護師が援助していくという方法をとることにより，個人の健康の充実を図ることができるのである。

　なお，個人に対するアプローチだけではなく，環境に対するアプローチも重要になることも忘れてはならない。個人の健康や生活は社会的環境によって規定される要素も多く，それらを改善したり，社会的条件を整えたりすることも看護には求められる。とくに成人期にある人では，自律した人，自立した人であることを十分に認識し，周囲にある資源をみずからの力で活用し，健康問題を解決していこうとする「セルフケア」能力を高めていくことも重要である。セルフケアについては第4章で述べるので，参照されたい。

5. 急性期にある人への看護

　以上，予防も含め，看護の健康へのかかわり方について概説した。ところで，急性期にある人については，基本的には上記と同様であるが，さらに細かく考えなければならない点もある。

　そもそも急性期にある人とはどういう人のことを指すのだろうか。

　人のからだは，外界や環境が変化しても内部が一定に保たれるようになっている。こうした恒常性，つまりホメオスタシスによって周囲から

防御しようとする機能が備わっている。しかしながら，ホメオスタシスが保たれないこともある。「侵襲」とは，こうした安定が内的・外的環境からの刺激により乱れ，破綻するリスク状態を指す。侵襲を受けたからだは，多様な症状を呈することとなり，健康レベルが著しく低下する。急性期は，こうした状態を指すのであり，薬剤投与や生命維持装置の利用など，医療的な措置をしないと，障害を残したり，最悪の場合には死にいたったりすることもある。

　侵襲には，いくつかの種類がある。

　脳梗塞，脳出血，急性心筋梗塞など，急性疾患による侵襲は，突然発症するものである。これらは，生命の危機や，大きな後遺症につながる可能性がある。また，慢性疾患が急性増悪することもある。気温や感染，疲労などが引き金となることが多く，いきなり重篤な状況になることも少なくない。感染は，病原微生物と免疫力との力関係の中で，病原微生物が勝つ場合に起こりうるものであり，大きな侵襲をもたらすことが多い。

　また，切り傷，骨折などの外傷は，出血や組織破壊，疼痛などを引き起こすだけでなく，心理的にもショックや不安などを引き起こす。さらに，手術療法や放射線治療やがん化学療法などに代表されるように，疾患の治療そのものが侵襲となることもありうる。

　こうした侵襲下にあり急性期にある患者では，生命維持が危機的な状況に陥ることも多く，全身の消耗や疲労を引き起こすことにもなる。心理的にも不安や恐怖を抱いたり，コミュニケーションをとりづらい状況になったりする。集中治療室など特別な治療環境下にある場合には，自分では何もできないという感覚を持って，無力感に陥ったり，生きていく自信がなくなったり，自分とは何かと混乱に陥ったりしがちである。

　こうした急性期にある患者に対して看護ができることは何だろうか。

ここではいくつか例をあげておく。

　まず，ホメオスタシスの乱れを早期に回復させるために，本来生体が持っている防御機能が効果的に機能するように，環境整備していく必要がでてくる。必要な酸素や栄養をとれるようにすること，運動と休息のバランスをとることなどが求められる。看護師は専門的な知識を活用して，患者により積極的かつアクティブにかかわっていくことが求められる。急性期から回復していく段階では，日常生活への復帰が順調にできるように援助することとなる。

　苦痛の緩和も看護の役割である。疼痛コントロールがそのなかでもとくに大きいといえる。疼痛コントロールには，薬剤を使うもの・使わないものがあるが，それらを駆使していくことが求められる。

　患者の心理的ケアも必要になる。先に述べたように，患者はさまざまな思いを抱く。急な変化に戸惑っていることも多い。そうした患者の不安についての語りを積極的に傾聴し，またその人の置かれている状況を患者に説明し，今後どうなるのかを明確化させることでも，不安は相当軽減する。また，家族に対する支援も看護に求められる。本人だけでなく，家族も不安を大きく抱いていることも多く，意識して家族のニーズをアセスメントし，何をするべきかを判断し，計画・実施していくことが重要である。

学習課題

1. 近年の「健康」に対する考え方は従前のものに比べてどういう変化
   が生じているだろうか。それに対応して看護援助はどうあるべきだ
   ろうか。整理してみよう。
2. ヘルス・プロモーションにはどういった特徴があるのだろうか。整
   理してみよう。

参考文献

・World Health Organization：Constitution of the World Health Organization, World Health Organization, Geneva, 1948
・World Health Organization：Health and Welfare. Canada, Canadian Public Health Association, Ottawa Charter for Health Promotion, 1986
・社団法人日本看護協会：看護にかかわる主要な用語の解説―概念的定義・歴史的変遷・社会的文脈，社団法人日本看護協会，2007

4 | セルフケア論と看護

井上　洋士

《**目標＆ポイント**》　健康問題の解決と健康増進に向けて，人はさまざまな社会資源を活用し，セルフケア能力を育み，実践している。慢性疾患患者のセルフケアを例に，セルフケアを遂行するために必要な要件と，それを支える看護活動について説明する。
《**キーワード**》　セルフケア，アドヒアランス，生活とセルフケア，セルフケア要件，看護援助

1. セルフケアと看護

（1）看護師はどこまで直接援助できるのか考える

　看護師は，対象が健康問題を解決し，健康を増進するうえで，すべてを直接指示したり観察したりすることはできない。むしろ，さまざまな社会資源を活用し，セルフケアをする力を培い，実践できるように状況づくりをすることが重要である。

　たとえば，服薬について例をあげて考えてみよう。ある入院患者が薬についてあまり理解ができておらず，時間どおりに服薬できないことが多いものとする。この場合，服薬を患者の自己管理とするのではなく，看護師管理として，定時になったら薬を飲んでもらうという方法がある。しかし，たとえば慢性疾患患者が退院した後にも，定期的な通院をしながら服薬しつづけなければならない場合には，看護師はどう援助したらいいのだろうか。

　実際の場面を想像すればわかるように，病院看護師が患者の自宅につ

いていくことはできない。家族がいる場合には，家族に服薬チェックを依頼することはできるかもしれない。しかし独居の場合には，そうはいかない。訪問看護が利用できる場合には服薬チェックをしてもらえる可能性がある。その一方で，利用できない場合もある。もしも定期的に外来に来られるならば，薬を飲めているのかどうか，話を聞くことはできるかもしれない。しかし，本当に薬を飲めているのか，ときどき忘れると言われた場合には，何ができるのか。

（2）コンプライアンスとアドヒアランス

　近年は以前からあった「コンプライアンス」という考え方にかわり「アドヒアランス」という用語が頻繁に用いられる（**表4-1**）。「コンプライアンス」は，医療者側が患者に指示を出し，患者にその指示に従わせるという意味である。どれだけ指示に従えるのかということが患者に求められ，従えない場合には医療者側の患者に対する指示はより強化される。服薬でいえば，「こういうふうに必ず飲むように」と指示をし，その指示に従えたかどうかを確認していく。歴史的には長らくこの方法がとられてきたが，残念ながら必ずしもそれにより指示が守られたとはいえないということが数々の研究から明らかになってきた。そこで新たに提案さ

表4-1　コンプライアンスとアドヒアランス

	コンプライアンス	アドヒアランス
意味	医療者側が指示した方法に患者が従うようにする	医療者と患者がともに話し合い，患者主体で決めた方法を患者自身が守るようにする
方法の決定者	医療者側	医療者側および患者
失敗した場合	さらに強く指示をする，あるいは代替え方法を指示する	代替えの方法について再度話し合い，患者主体で軌道修正する

れたのが「アドヒアランス」という考え方である。これは，医療者が患者とコミュニケーションをとりながらどの方法をとるのがその患者にとってよいのかを考え，つまり一方的な指示ではなく話し合いをもとに患者主体でよい方法を見い出し，話し合いの結果見い出した方法を患者自身が守れたかどうかを確認する。もしも守れなかった場合には，その方法が合わなかったのかもしれないと判断し，さらなる話し合いで別の方法を患者主体で見い出すことになる。医療者側は治療方法に関する専門的見地をもとに，各々の患者の生活を見据え，患者の自己決定と実践を援助する。現在の服薬についての考え方はこれが主流となっており，その結果として服薬率の向上などの報告が数多くなっている。

（3）継続看護

　「継続看護」という考え方もある。つまり，その人にとって必要なケアを，必要な場所で，適切な人によって受けられるシステムを整えるという考え方であり，対象者の健康状態が変化したり，療養の場や看護をする人が変わったりしても，一貫した看護のサービスを受けられるようにするという考え方である。継続看護の必要性は強くいわれており，退院支援室や地域連携室などが，医療機関・施設から在宅に向けた看護を継続できるように計画することも一つの道である。地域の多様な職種や機関と連携することもできるだろう。

　しかし，継続看護の対象であるかどうかは，その人や状況によって判断するべきところもある。なぜならば，看護師が積極的に働きかけ直接援助することが，「看護師がなんでもしてくれる」という依存的な姿勢を助長させてしまうことにもなりかねず，結果として「自分では健康管理が何もできない」というようになる危険性もはらんでいるからである。看護には，「人は自分で自分を守る能力があり，看護はその不足している

分を援助する」という考え方がある。この能力については，第3章で述べたように，ヘルス・プロモーションでも謳われている力のことであり，その人が維持・増進をしていこうとする力のことを指す。その力のひとつとして，本章で扱うセルフケアが位置づけられる。とくに慢性疾患患者にとっては，看護師からの直接的な支援を受けずしても自主的に健康維持・増進ができるような生活を送ることが必要となる。看護師の働きかけで，健康維持・増進しようとする力，自己管理しようとする力，などのセルフケアの能力を高めることができる。

2. セルフケア不足と看護介入

　セルフケアという用語は，看護のみならず，一般にも頻繁に用いられるようになった。看護においてこの言葉を最初に用いたのがD. E. オレム（D. E. Orem）である。オレムは看護理論として「セルフケア理論」「セルフケア不足理論」「看護システム理論」を提唱している。そしてセルフケアについては「個人が生命，健康，および安寧を維持するために自分自身で開始し，遂行する諸活動の実践である」と定義している。本章では主に，オレムの理論に基づき説明していく。

　オレムは，看護システム理論として，セルフケア不足の観点から看護師と患者の関係を説明している。そして，患者のセルフケア要件（後述する）を満たせるのは患者と看護師のどちらか，あるいは両方であるとの原則に立ち，セルフケアが不十分である人に対して，セルフケア能力を高めたり，セルフケアのみでは不十分なところを満たしていくことが看護援助であるとしている。つまり，満たさなければならないニードに対してこの能力が不十分であるとき，つまり患者が自分ではニードを満たしきれないとき（あるいはそう予想されるとき）に，看護が介入することになる。

このニードという観点からみたときには，

①患者がほとんどニードを満たすことができない場合

②部分的にニードを満たすことができる場合

③ほとんどニードを満たすことができる場合

によって，看護援助の具体的内容は異なってくることになる。

①の場合には，まず，患者がどれくらいセルフケア能力を高めることができるのかのアセスメントが必要となる。能力の向上が期待できるならば，セルフケア能力の向上と同時に，現時点で不足しているニードを看護援助によって満たす必要がある。まったくセルフケアができない場合には，全代償的に看護援助をする必要性が出てくるだろう。②の場合も類似しているが，おそらくセルフケア能力をより高めることができる可能性が高いと思われるので，現在ニードを満たしていないところについて，それを目指してみる。そして，ここでも不足しているニードを看護援助によって満たす。③の場合には，基本的には患者自身がニードを満たしているので，看護援助はニードを満たすという意味では援助が必要なさそうにみえるが，より効果的なセルフケアの方法や，セルフケアができない状況になっていないかどうかアセスメントすること，さらに，もしもセルフケアが不十分になったときにはその原因を探り，どうしていったらいいのか，患者とともに考えていくことが求められる。

3. セルフケア理論の詳細

セルフケアを育てる援助という意味で看護を捉えるときに，さらに詳細にセルフケアについて整理をしておくと，道筋がよりわかりやすくなるだろう。ここでは，以下の３つについて説明しておきたい。

（1）セルフケア要件

　人は，生命や健康を維持するためにはセルフケアが必要であることを示しているのがセルフケア理論である。個人の必要としているセルフケアは「セルフケア要件」として種類分けされる。そして，これらをすべて満たすために必要なケアを「セルフケアディマンド」という。セルフケア要件としては，3つの対応があげられる。

　一つ目が，「普遍的セルフケア要件」というものである。これは，すべて人間ならば誰もが持ち合わせているものであり，たとえば，空気や水分を摂取したり，食べものを食べたり，排泄をしたり，活動と休息のバランスをとったりするようなことを指す。年齢や発達段階によっても相当異なってくるものも含まれ，人体の構造と機能の維持，安寧に関連して起こる要件でもある。

　二つ目が，「発達的セルフケア要件」である。人間は，胎児の段階，誕生の過程を経て，新生児，乳幼児，小児期，成人期といったようなライフサイクル，発達過程を経る。人間の構造のより高いレベルでの組織化が，次の期間に向けて成熟するために起こってくるところでもある。こうした発達を阻害する出来事に関連する要件となる。

　三つ目が，「健康逸脱に対するセルフケア要件」である。医学的な診断と治療に関連したもの，あるいは病理学的な事象や状態に関連して起こるもの，遺伝的要因によって起こるものが要件としては含まれる。

（2）人間，環境，健康，看護

　オレムの看護のセルフケア不足理論では，人間，環境，健康，看護という4つの概念が明示されている。

　成熟した人間および成熟しつつある人間は，生命の持続，自己維持，個人の健康と安寧に寄与するために，学習された行為とその一連の過程

を遂行するとオレムは述べている。つまり、自己と環境に向けて、そうした行為が遂行されることになる。ただし、乳幼児や急性期患者など、セルフケア行動の大部分を援助してもらう必要がある場合もあり、そうした場合にはその人に代わり看護師など責任ある人が代わりにやることになる。

　環境については、「物理的・化学的・生物学的・社会的な特徴という点から分析し、理解することができる」と述べており、個人や家族、コミュニティの生活、ひいては健康に対しても、肯定的な影響を及ぼすこともあれば、否定的な影響を及ぼすこともあるとしている。

　健康は、発達した人間の構造および身体的・精神的機能の健全性もしくは全体性によって特徴づけられる人間の状態とオレムは述べている。そして看護は、みずからの健康問題のために、必要な量と質のセルフケアを自力では持続的に行うことが不能な状態にある人が対象であるとしている。

　このような、人間、環境、健康、看護の関係性を理解しておくことは、看護の対象理解を深めたり整理をしたりする際に大変有用となる。

（3）自己効力感

　これは、直接的にはセルフケア論とは離れる概念ではあるが、セルフケアの援助実践においては自己効力感を高める援助も大変重要になることから、ここであえて述べておきたい。

　自己効力感は、バンデューラ（A.Bandura）が提唱した概念で、なんらかの課題があったときに、それに対して自己の技能を発揮してうまく行動を遂行していけるという自信を持つことを指す。とくに慢性疾患患者にとっては、自己効力感を高めていくことは、健康行動を変えていくうえでとても重要となる。

　何か目標を立ててもらい，それが達成できたときには言葉や態度でほめることで，成功体験を蓄積することとなる。成功体験の蓄積は自己効力感を高めることになる。また，失敗したときにはなぜ失敗したのかを患者と一緒に考えて解決の方向を探る。さらに，検査結果などが良好なものになったら，それを意識的に患者に伝え，行動変容の重要性にあらためて気づいてもらうこととなる。こうした自己効力感を高める援助は，セルフケアを育てることにもつながっていく。

4. セルフケアを育てる看護援助

　オレムは，セルフケア不足に対する看護援助として，他者に代わり行為する，指導し方向づける，身体的もしくは精神的サポートを与える，個人の発達を促進する環境を整え維持する，教育するというものがあると指摘している。これを，あらためて整理し，実践的にはどのような方向性が考えられるのかについて，4つの視点に分けて説明していきたい。

（1）支援的援助

　支援的援助とは，その人の存在そのものを認め，相手の感情を受け止める援助である。受容的な態度を持つことは，患者と看護師との間での信頼関係を築くことにもつながり，安定性をもたらし，自己受容をうながすことにもなる。病気とともに生きることを前向きに捉えるようになり，主体的に自己決定していくことにつながる。患者の思いの表出をうながし，病気を持ちながら生活していくことが患者自身にとってどのような意味を持っているのか，セルフケアをすることによってどう生きていきたいのかについて，自身で整理していく機会づくりをする。患者が自分の理解を確認したり，具体的に実行するための手助けをしたり，うまくいったときに共有し合える「そこにいる」（being）という存在とな

るのがよい。そのため看護師は，人々の多様性を認め，患者の語りに対して可能な限り批判的にならないよう気をつけるべきである。必要に応じて，情報提供をしたり活用できる資源の紹介をするなどのアドバイスを与えたりする。セルフケア行動がうまくいった場合には，自己効力感を高めるために，ねぎらう，ほめるといったことも重要な看護援助となる。「そんなことしたらダメじゃない」と諭したり，「がんばりなさい！」と強く励ましたりするのはかえって逆効果になる場合も多い。その人の存在そのものをまずはありのままに認めるという姿勢と，それを態度や言葉で意識的に示すことが重要である。そのためには，患者がみずから，自分の感情や考えについて話ができる状況をつくり，その話を聞きながら，患者が感じている気持ちを感じ取ることができるかかわりが重要になる。

（２）指示的援助

　指示的援助では，専門的な知識を患者に伝達していく。とくに慢性疾患では，治療継続において，疾患の特性や治療方法，生活上の注意点，運動療法や食事療法の具体的な内容，通院頻度，症状の管理，副作用の早期発見と対処方法など，幅広い知識を持つことが患者に求められる。そうした情報を，その人の状況にあわせて伝えていく必要が出てくる。一度にできるわけではなく，また理解度も人それぞれである。伝達するよりよいタイミングもある。たとえば不安が強い段階で，より不安を強める情報を即座に伝える必要はない。患者の状況を見きわめながら，あるいはその人の生活背景や考え方，日常生活の送り方，価値観などを理解しながら，指導内容を計画する必要がある。個別性のきわめて高いここでの指示的援助は大変重要である。なぜなら，ここで獲得する知識いかんによって，患者それぞれが自己決定していくことになり，人生再構

築の方向性を決定していくことにもなるからである。よって，マニュア
ル化させてやるのではなく，個々人の状況をよくみて実施すべきといえ
よう。

　なお，ここでは，冊子やパンフレット，ウェブページ，動画などを利
用することで，より効果的に知識獲得を進めていくことができるように
なることも多い。また，実際に体験してもらうということもあるだろう。
いつ，どこで，誰が，何を，どのように伝えるのかを綿密に考えていく
のがよい。

（3）学習的援助

　学習的援助では，知識の伝達をするわけではなく，患者が自分自身で
学ぶ過程を援助していく。たとえば，1日2回食後に治療薬を内服しな
ければならないというときに，そのことを指示したとしても，それが誰
でも必ずしもうまくいくわけではない。知っていても，仕事のタイミン
グでうまくいかなかったり，記憶力が衰えているために飲んだか飲まな
いか忘れてしまったり，周囲の人には病気のことを話していないために
内服する場を見つけることがむずかしかったり，食事が不規則なために
うまく薬を飲むタイミングをみつけられなかったりすることは，よくあ
ることである。しかし，長く治療を続ける場合には，自分自身の生活に
いかに治療をうまく組み込み，続けることができるようにするのかは大
変重要な課題である。看護師は，実際に薬を飲めているのかどうかをた
ずね，飲めていないとすれば，どうして飲めていないのか，どのように
環境整備をしたら飲めるようになるのかということを一緒に考え，治療
という専門的なことがらを具体的に日常生活に取り込み，患者自身の知
恵として獲得ができるように援助する。これが学習的援助である。もち
ろん，患者が不安やとまどい，自信の喪失などの感情を抱いていること

も多いので，こうした感情を受け止めたうえで行うべきであり，また専
門知識そのものが不足しているとすれば，不足しているものを補うこと
も必要となる。とくに慢性疾患では生活の再構築が必要となるため，主
体的にそれができるようにするための援助として学習的援助は重要とな
る。先に述べたアドヒアランスの考え方がこれにあたる。

（4）相談的援助

　相談的援助では，その患者の相談相手となり，患者が望む方向を自己
決定していくことを援助する。看護師が望む方向ではなく，あくまでも
患者自身がどうしていきたいのかを自分で決定していくための援助とな
る。その自己決定の内容は，必ずしも治療や療養に伴うものだけではな
いはずである。結婚や恋愛についてどう考えていったらいいのか，子ど
もを持ちたいがどう考えたらいいのか，仕事をしたいけれどもどう探し
たらいいのか，家族との関係をどうしていったらいいのかというような
話も出てくる。何もかも看護援助とする必要はないものの，患者が語っ
てきたということは，看護師がなんらかの点で期待されていることを意
味する。あるいは，「あなたに話したかった」というような思いで話をし
てくれている可能性もあるだろう。まずは，突き放すのではなく，患者
が自分で決定していく過程に寄り添っていくことが重要となる。話し
合っている間に，その人の心理的，社会的な状況がみえてくることもよ
くある。実は，単に聞いているだけでなく，その人の置かれている環境
やその人の精神的健康などについて情報収集していることにもなり，ア
セスメントをしていることにもなる。したがって，話し合いをする場を
設け，相談的援助をすることは，患者の自己決定の援助でもあると同時
に，看護職として，集めた情報を統合させて，よりよい方向性を提案し，
どこに向かったらいいのかについて，多少なりともアドバイスをするこ

とにもつながる。

学習課題

1．患者のセルフケアを育てられるような看護援助にはどういった方向
　性があるのか，整理してみよう。
2．オレムのセルフケアの理論についてさらに調べて，その概要をまと
　めてみよう。

参考文献

・ドロセア E. オレム：オレム　看護論─看護実践における基本概念，第 4 版，小野寺
　杜紀（訳），医学書院，2005
・本庄恵子（監）：セルフケア看護，ライフサポート社，2015
・ピエール　ウグ（編）：慢性疾患の病みの軌跡─コービンとストラウスによる看護
　モデル，黒江ゆり子ほか（訳），医学書院，2005
・安酸史子：糖尿病患者のセルフマネジメント教育─エンパワメントと自己効力，
　改訂 2 版，メディカ出版，2010

5 | 看護の行為と法との関係

一戸　真子

《**目標＆ポイント**》　わが国における医療実践活動の法的根拠ならびに社会体制上の位置づけを解説するとともに，医療専門職である看護師の役割・任務・責任についてプロフェッショナリズムとともに考えることにより，専門職者としての活動の論理と自覚について考える。

《**キーワード**》　看護行為に関する法的基盤，看護職の資格制度，看護のプロフェッション

1. 看護行為に関する法的基盤の確立

　人間の命を直接預かる医療専門職である看護師の仕事には，高い倫理性とプロフェッションとしての自覚が必要であるが，医療実践活動の法的根拠がなければならない。看護師の業務内容や役割が明確でないと，患者治療の質は保証されなくなり，標準的なケアは困難になる。看護師個々人の資質や能力には差があるが，看護師教育課程や国家試験などを通し，看護行為に関する標準化を目指し，各看護行為に法的な根拠を与えている。

（1）わが国における看護行為を取り巻く変遷

　わが国において，看護行為が一般に認識されるようになるのは，明治維新の際における傷病兵救護に始まるといわれている。その後西南の役，日清・日露などの各戦争を通して著しい進歩や発展を遂げるようになった。看護婦教育は，1885年に東京に2年課程で養成が開始されたのを始

めとし，教育機関が次々と設置され，看護婦が増加していった。1915年，看護婦規則が制定され，全国的な制度が確立することとなったのである[1]。

　一方，わが国における保健婦事業は，1923年の関東大震災の直後，恩賜財団済生会が罹災者の訪問看護を行ったのが始まりであるといわれている。その後，都市および農村においても徐々に訪問看護事業が進められていったが，満州事変，日中戦，太平洋戦争と次々と戦争が発展するにつれ，国民に対する保健衛生指導がしだいに重視されるようになり，保健婦事業は著しい進歩を遂げた。公式に保健婦という名称が使用されたのは，1937年に制定された保健所法の施行規則に，保健所の職員として保健婦という名称が明記されたのが初めてである[2]。

　保健師・助産師・看護師のうち，最初に制度化されたのが産婆すなわち助産師である。産婆はすでに江戸時代から1つの職業として存在していた。1874年にはわが国最初の衛生法である医制が公布されたが，その内容は衛生機構の確立，医学教育の制度化，医師開業免許制度，近代的薬舗制度の樹立と並んで産婆の免許制度の創設などを目的とするものであった。さらに，1899年に産婆規則が制定され，これにより産婆の免許制度が確立したのである[3]。

（2）第二次世界大戦後の看護行政と教育

　1945年8月，第二次世界大戦が終了し，連合軍による占領が行われた。General Head Quarters（GHQ）による占領政策において，わが国の看護教育も発展していく。GHQは，日本の医療水準や医療制度を改善するための一環として保健婦，助産婦（産婆），看護婦の養成内容の質を向上させる必要性を打ち出し，その任にあたる部署として公衆衛生福祉部に看護課を設置した。看護制度審議会（Nursing Education Council）が設置

されて，看護教育と看護の業務について検討が始められた。GHQ 看護課は，それまで保健婦，助産婦（産婆），看護婦として分けられていた機能を１つにして，看護の新たな概念を構築しようとしたのである。具体的には，医療・公衆衛生行政組織の中に看護を独立させることや，保健婦規則，産婆規則，看護婦規則に代わる新しい法律を制定して，看護教育制度の整備と教育水準を高めること，全国的な看護職能集団の設立を支援することなどを行った[4,5]。

　こうしてわが国の看護教育・体制は，1948 年「保健婦助産婦看護婦法」の成立によって大きく質的転換を図り，今日にいたっている。従来別々であった保健婦・助産婦（産婆）・看護婦が法的に１つにまとめられ，国家試験により国家免許を与えることで，教育水準が飛躍的に高められていったといえる。

2. 看護職の資格制度

（1）保健師・助産師・看護師の養成

　保健師・助産師・看護師教育については，看護を取り巻く環境の変化に伴い，より重要さが増していると考えられる。教育内容の充実を図り，学生の看護実践能力を強化するため，2008 年に保健師助産師看護師学校養成所指定規則を改正し，保健師・助産師については単位数を増加，看護師については，統合分野を創設するとともに単位数を増加した[6]。

　さらに，少子高齢化がいっそう進む中で，地域医療構想の実現や地域包括ケアシステム構築の推進に向け，人口及び疾病構造の変化に応じた適切な医療提供体制の整備が必要となってきた。また，医療・介護分野においても，人工知能（artificial intelligent：AI），モノのインターネット（internet of things：IoT）等の情報通信技術（ICT）の導入が急速に進んできている。これらの変化に合わせて，患者をはじめとする対象の

ケアを中心的に担う看護師の就業場所は，医療機関に限らず在宅や施設等へ拡がっており，多様な場において，多職種と連携し適切な保健・医療・福祉を提供することが期待されており，対象の多様性・複雑性に対応した看護を創造する能力が求められてきた。こうした中，2020 年に保健師助産師看護師学校養成所指定規則の一部を改正する省令が公布され，2021 年 4 月 1 日より施行されることとなった[7]。

　具体的な内容は，保健師学校養成所カリキュラムの見直しとしては，総単位数を増加し，「公衆衛生看護学」や「保健医療福祉行政論」の単位数が増加された。助産師学校養成所カリキュラムの見直しでは，総単位数を増加するとともに，「助産診断・技術学」および「地域母子保健」の単位増がなされた。看護師学校養成所カリキュラムの見直しとしては，総単位数が大幅に増加された。特に「在宅看護論」については，名称を「地域・在宅看護論」に改め，単位が増加した。このように，本格的な地域包括ケアシステムの構築に合わせ，社会の実情にあった，患者と家族がケアを必要とするさまざまな「場」において，看護の専門性とチーム力が発揮できるよう教育内容の充実が図られてきている。

（2）保健師助産師看護師国家試験

　少子高齢社会の現実的な到来に伴い，患者や家族のニーズも多様化している。これらの各ニーズに対応するため，医療全体としてチーム医療や他職種との役割分担，連携が推進されており，看護師には，看護に必要な知識・技術の習得に加え，身に付けた知識に基づき思考する力，その思考を基に安全かつ的確に，かつ臨機応変に行動する力などが求められている。

　看護師国家試験は 1950 年，保健師と助産師国家試験は 1952 年から開始されている。保健師は，厚生労働大臣が行う保健師国家試験および看

護師国家試験に合格し，厚生労働大臣から免許が付与される。助産師は，厚生労働大臣が行う助産師国家試験および看護師国家試験に合格し，厚生労働大臣から免許が付与される。看護師は，厚生労働大臣が行う看護師国家試験に合格し，厚生労働大臣から免許が付与される。准看護師は，都道府県が行う准看護師国家試験に合格し，都道府県知事から免許が付与される。

　国家試験制度の改善については，医道審議会保健師助産師看護師分科会保健師助産師看護師国家試験制度改善検討部会において定期的な見直しの検討が行われてきた。同検討会より 2016 年に出された報告書においては，保健師助産師看護師国家試験制度の改善は，急速に変化していく社会情勢の中で求められる看護の質を保証していく上で重要であり，看護関係者全体でより良い在り方に向けて取り組み続けて行くことが期待されているとした上で，まとめられた[8]。具体的には，出題内容については，「基礎的知識を状況に適用して判断を行う能力を問う」ことに留意しながら，「人々の生活への支援を重視する看護に特有の状況の捉え方と判断プロセスを問う」工夫が必要であるとされた。保健師助産師看護師それぞれの臨床において，介入を通して直接得る多様な情報を段階的・総合的に判断した上で，患者や家族等と共に看護を決定していくプロセスを問う必要があり，①判断プロセスについて問う，②判断そのものを問う，③判断するために必要な情報は何かを問う，④情報を列記したなかで優先度を問う，⑤介入の結果から判断の根拠を問うなど，について出題することが望ましいとされた。さまざまな状況下において最善の看護行為（best practice）ができる臨床実践能力が求められていることが理解できる。

（3）保健師助産師看護師法

　2002年名称変更後の「保健師助産師看護師法（保助看法）」は，保健師・助産師・看護師・准看護師の資格および業務について定めた看護職員にとって最も重要な法律である。保助看法では，第1条において本法律の目的について，第2条，第3条，第5条，第6条の各条では，保健師，助産師，看護師，准看護師それぞれの職務について定義が定められている。また，第29条から第32条までは，それぞれの業務に関して，保健師，助産師，看護師，准看護師の資格のないものが，第2，第3，第5，第6条の各条に規定する業務を行ってはならないと定めているが，これを「業務独占」という。保健師・助産師・看護師・准看護師の各行為は，直接的に身体に触れ，さまざまな侵襲行為も行い，生命に関わってくるため，業務に関しては資格のない者が行えないように禁止している。さらに，秘密保持の義務や「名称独占」についても定められている。

　第1章　総則

　［法律の目的］

　　第1条　この法律は，保健師，助産師及び看護師の資質を向上し，もって医療及び公衆衛生の普及向上を図ることを目的とする。

　［保健師の定義］

　　第2条　この法律において「保健師」とは，厚生労働大臣の免許を受けて，保健師の名称を用いて，保健指導に従事することを業とする者をいう。

　［助産師の定義］

　　第3条　この法律において「助産師」とは，厚生労働大臣の免許を受けて，助産又は妊婦，じょく婦若しくは新生児の保健指導を行うことを業とする女子をいう。

［看護師の定義］

第5条　この法律において「看護師」とは，厚生労働大臣の免許を受けて，傷病者若しくはじょく婦に対する療養上の世話又は診療の補助を行うことを業とする者をいう。

［准看護師の定義］

第6条　この法律において「准看護師」とは，都道府県知事の免許を受けて，医師，歯科医師又は看護師の指示を受けて，前条に規定することを行うことを業とする者をいう。

［業務独占］

第29条　保健師でない者は，保健師又はこれに類似する名称を用いて，第2条に規定する業をしてはならない。

第30条　助産師でない者は，第3条に規定する業をしてはならない。ただし，医師法の規定に基づいて行う場合は，この限りでない。

第31条　看護師でない者は，第5条に規定する業をしてはならない。ただし，医師法又は歯科医師法の規定に基づいて行う場合は，この限りでない。

第32条　准看護師でない者は，第6条に規定する業をしてはならない。ただし，医師法又は歯科医師法の規定に基づいて行う場合は，この限りでない。

［秘密保持義務］

第42条の2　保健師，看護師又は准看護師は，正当な理由がなく，その業務上知り得た人の秘密を漏らしてはならない。保健師，看護師又は准看護師でなくなった後においても，同様とする。

なお，助産師については，医師等と同様，刑法第134条第1項に規定されている。

［名称独占］

　第42条の3　保健師でない者は，保健師又はこれに紛らわしい名称を使用してはならない。

　2　助産師でない者は，助産師又はこれに紛らわしい名称を使用してはならない。

　3　看護師でない者は，看護師又はこれに紛らわしい名称を使用してはならない。

　4　准看護師でない者は，准看護師又はこれに紛らわしい名称を使用してはならない。

(4) ナース・プラクティショナー

　高齢者のさらなる増加，地域包括ケアの推進等により，病気を抱えながら地域で療養する人々が，今後さらに増加していくことが予測されている。また一方で，労働人口が減少し続ける中，少子超高齢多死社会においては，質の高い医療を効率的かつ効果的に提供できる医療提供体制の構築が不可欠となってきた。これらのことを踏まえ，看護師のさらなる社会における活躍のための資格制度「ナース・プラクティショナー（仮称）」の創設が日本看護協会や各看護団体から提唱されている[9]。

　ナース・プラクティショナー（仮称）は，大学院レベルにおける教育を想定しており，アメリカ，カナダ，アイルランド，オーストラリア，ニュージーランド，オランダ，シンガポールなどではすでに導入されており，活躍中である。医師の供給が限られる中での医療へのアクセスの改善やケアの質向上，医療費の適正化に対しても貢献可能であるとして，今後の導入が本格的に議論され始めている。

3. 看護師等の人材確保の促進に関する法律

　わが国の看護師への期待とニーズの高まりを受け，1992年に「看護師等の人材確保の促進に関する法律」が制定され，直近の改正は2017年になされている。本法律では，看護師等の確保を促進するための基本的指針を定めるとともに，育成や処遇の改善，資質の向上，就業の促進等の措置を講ずることにより，病院や居宅等で高度な専門知識と技能を有する看護師等を確保し，それにより国民の保健医療の向上に資することを目的としている。具体的な内容は以下のとおりである。

　第1条［目的］
　　この法律は，わが国における急速な高齢化の進展及び保健医療を取り巻く環境の変化等に伴い，看護師等の確保の重要性が著しく増大していることにかんがみ，看護師等の確保を促進するための措置に関する基本指針を定めるとともに，看護師等の養成，処遇の改善，資質の向上，就業の促進等を，看護に対する国民の関心と理解を深めることに配慮しつつ図るための措置を講ずることにより，病院等，看護を受ける者の居宅等看護が提供される場所に，高度な専門知識と技能を有する看護師等を確保し，もって国民の保健医療の向上に資することを目的とする。
　また，第2条の［定義］では，保健師，助産師，看護師及び準看護師の活躍の場についても以下のようにしっかりと明記されている。
　第2条［定義］
　　この法律において「看護師等」とは，保健師，助産師，看護師及び准看護師をいう。
　この法律において「病院等」には，医療法及び介護保険法における各

施設が含まれており，病院，診療所，助産所，介護老人保健施設及び指定訪問看護事業を行う事業所及び，介護予防サービス事業における介護予防訪問看護を行う事業所も含まれる。

さらに，第3条では，厚生労働大臣と文部科学大臣は，看護師等の人材確保の促進のための「基本指針」を定めなければならないとされている。基本方針に定める具体的な事項としては，①看護師等の就業の動向に関する事項，②看護師等の養成に関する事項，③病院等に勤務する看護師等の処遇の改善に関する事項，④研修等による看護師等の資質の向上に関する事項，⑤看護師等の就業の促進に関する事項，⑥看護師等の確保の促進に関する重要事項などとなっている。

この他，第14条および第20条の各指定については，国および地方公共団体は，看護師等の就業の促進や確保を図るためにナースセンター（中央ナースセンターおよび都道府県ナースセンター）を設置することができるとされている。特に第15条では，各都道府県ナースセンターの業務として，看護師等の就業状況調査，訪問看護等の研修，看護師等に対する知識・技能に関する情報の提供，相談その他の援助，病院等に対する看護師等の確保のための情報提供，無料職業紹介，看護に関する啓発活動の推進などが規定されている[10]。

看護師等の資質の向上対策

国家試験に合格し，国家資格を得た後も，絶え間なく変化し，進歩する技術や知識の習得の継続も行いながら，看護師等の資質の向上を目指すことは大変重要なことである。医療の高度化，在院日数の短縮化等，国民のニーズの変化や在宅医療等の推進を背景に，臨床現場で必要とされる臨床実践能力と，看護基礎教育で習得する看護実践能力との間に乖離が生じており，新人看護職員の中にはリアリティショックにより早期

に退職する者もいることが指摘されてきた[11]。

　こうした状況の中，2009年に保健師助産師看護師法及び看護師等の人材確保の促進に関する法律が改正され，新たに業務に従事する看護職員の臨床研修等が2010年より努力義務とされた。医師や歯科医師については，卒後臨床研修はすでに義務化されている。都道府県ナースセンターでは，公共職業安定所等と連携し，看護師等に対し，就業の促進に関する情報の提供，相談その他の援助を行っている。保健師，助産師，看護師，准看護師は，病院等を離職した場合に，自身の住所，氏名などを都道府県ナースセンターに届け出るように努めなければならないこととなっている。子育て中や休職中，免許取得後ただちに就業しないなどで離職中の看護師等に対し，都道府県ナースセンターでは，復職以降の定期的な確保や医療機関の求人情報の提供，復職体験談等のメールマガジンの発行，復職研修の開催案内，「看護の日」等のイベント情報，その他復職に向けての情報提供等を行い，さまざまな支援を行っている。

4. プロフェッションとしての看護師

（1）チーム医療時代におけるプロフェッションとは

　Oxford Lexico によると，「プロフェッショナル（professional）」とは，プロフェッショナルとして期待されている能力やスキルを意味するとしており，言い換えると，求められる職業または専門家像を特徴づけ，識別するための諸行為や資質などが含まれるとしている[12]。つまり，対象者である患者や家族から何を期待され，またチームとして，一緒に患者の治療にあたる医師や他の医療スタッフからどのような能力やスキルを期待されているかということが，看護師に求められるプロフェッショナルの内容となると思われる。

　看護師の卒後1年間の臨床研修は現在ではまだ努力義務であるが，医

師に関しては，先に述べたように，すでに医師法改正による卒後 2 年間の臨床研修の義務化に伴い，研修病院や研修プログラム，研修医に関するプロフェッショナル評価が行われている。研修医の評価については，医師・看護師他多職種も含めた複数評価者による 360 度評価，指導医による評価，同僚・後輩医師による評価など，チーム医療時代における評価には多職種・他職種による評価も含まれるようになってきた。医師同士による評価よりも，看護師が評価した場合の平均点が低い傾向がみられる場合もあるという[13]。実際の医療現場においては，看護師の業務は医師の指示に基づく行為が多く，医師との連携や協働による業務が大変多い。プロフェッションとして期待される能力やスキルを満たしているかどうかの評価者には，もちろん先輩看護師や師長などによる評価が最も重要であると思われるが，患者の治療に対するアウトカムを中心に考えると，チームメンバーとして，あるいは指示者としての医師による評価も今後は重要となると思われる。

　医師の卒後 2 年間の臨床研修を実施している臨床研修病院に対し，患者の安全や安心を保証しながら，しっかりと質の高い臨床研修が行われているかについて，第三者による評価を実施しているのが卒後臨床研修評価機構である[14]。ここでも病院全体でプロフェッションとしての医師を育成するためには，看護師も指導者として協力することが求められている。具体的には，診療における医療面接（対患者：コミュニケーションスキル，聴取・記録，指示・指導）などの項目については，指導者としての看護師からの評価が必要であるとされている。また，医療記録（診療録・処方箋・指示箋，診断書，死亡診断書，証明書，CPC のまとめ，紹介状と返信等）を記載する仕組みがあるかについては，処方箋，指示箋を指導医，看護師，薬剤師などのコ・メディカルスタッフによって確認される仕組みがあるかどうかについて評価がなされている。さらに，

研修医を評価する仕組みにおいては，評価者には指導医の他，指導者（看護部門，薬剤部門，検査部門等の指導責任者）が含まれていることが求められている。このように，チーム医療時代においてはプロフェッションとしての能力やスキルについても，チームで検証していく時代となってきたといえる。

（2）ナイチンゲール『病院覚え書き』

　フローレンス・ナイチンゲール（1820～1910）は，今日まで脈々と受け継がれている看護のプロフェッションとしての基本的思想を世界中に提示した偉大な人物である。『看護覚え書き（Notes on Nursing）』（1860年）は大変有名であるが，その3年後にナイチンゲールは『病院覚え書き（Notes on Hospitals）』（1863年）もまとめており，同書においては，今日の療養環境の質にとって，大変重要な視点が含まれている[15]。同書では，今から160年以上も前にもかかわらず，院内における換気の不足や不十分な明るさ，ベッドサイドでのスペースの狭さなど，衛生環境状態の改善に関する患者療養環境の質の向上についてしっかりと分析および提言がなされている。

　患者の療養環境の質は，患者の治療結果すなわちアウトカムに影響を与えることと思われる。安心できる環境で治療に専念できる，心地よい眠りで回復力が向上する，病室が快適な温度や湿度に保たれており，治療に専念できるなど，患者が病と戦い，勝ち抜くために最大限保助看法上における看護の専門性である「療養上の世話」に関し，科学的見地から質向上について検証していくことも，看護のプロフェッションとして重要なことと思われる。

　メーガンは，看護のプロフェッションとしての要素の中には，患者へのアドボカシー（advocacy）が含まれるとしている[16]。つまり，看護師—

患者関係においては，看護のプロフェッションには，患者にパワーを与えて，みずからが病と戦う気力や勇気を与えることも重要なこととして含まれることに留意が必要と思われる。

　引き続き看護師には法令を遵守しながら，一人でも多くの患者さんを助けるべくさまざまな場面での活躍が求められている。

学習課題

1. わが国における看護の専門性の確立に関する変遷について検討してみよう。
2. 保助看法について理解を深めよう。
3. チーム医療における看護のプロフェッションについて考えてみよう。

引用文献

1) 森山幹夫：看護関係法令，p 41-42，医学書院，2012
2) 同上 p 42-43
3) 同上 p 40-41
4) 井部俊子ほか（監），中西睦子（編）：看護制度・政策論，p 168-169，日本看護協会出版会，2003
5) 杉田暉道ほか：看護史，p 182-214，医学書院，2002
6) 厚生労働統計協会：国民衛生の動向 67（9）：213-216，2020
7) 文部科学省・厚生労働省：保健師助産師看護師学校養成所指定規則の一部を改正する省令．（2020 年 10 月 30 日）
8) 医道審議会保健師助産師看護師分科会：保健師助産師看護師国家試験制度改善検討部会報告書．（2016 年 2 月）
9) 日本看護協会：ナース・プラクティショナー（仮称）制度の創設．
   https://www. nurse. or. jp/nursing/np_system/conpare/index. html

（2020.11.15）

10）安藤秀雄ほか：医事関連法の完全知識，2019年度版，p 81-84，医学通信社，2019

11）厚生労働統計協会：国民衛生の動向 67（9）：213-216，2020

12）Oxford LEXICO：professionalism.
https://www.lexico.com/definition/professionalism（2020.11.15）

13）津川友介：医師のプロフェッショナリズム評価とその先行的実践から．日本内科学会誌 101：1440-1445，2012

14）卒後臨床研修評価機構.
https://www.jcep.jp/（2020.11.20）

15）Florence Nightingale：Notes on Hospitals, LONGMAN, LONDON, 1863

16）Megan-Jane Johnstone：Bioethics- a nursing perspective, p 270-289, W. B. Saunders, 1995

6 | ヘルスケアシステムと看護

一戸　真子

《**目標＆ポイント**》　保健医療介護福祉諸制度は，社会情勢の変化，少子高齢化，医療の高度化などによって，国，地域レベルでの急速な変革を遂げている中で，総合的な視点から健康問題を捉え，生活に基盤をおいたケアシステムやサービスを提供する仕組みづくりと方法とを解説する。さらにそうした状況を背景に看護職に期待される役割や機能を考えるとともに，今後の展望と課題について考察する。

《**キーワード**》　わが国のヘルスケアシステムの特徴，医療施設・介護施設・福祉施設・地域・在宅における看護師の果たす役割と位置づけ

1. わが国のヘルスケアシステムの特徴

　私たち人間の命は，地球上どこにいても誰の命であっても大変大切なものであり，共通であるが，残念ながらその命を救うためのヘルスケアサービスの提供の仕方やシステムは，国や地域によって異なっているのが現状である。すべての健康課題を抱える人々に最適なヘルスケアサービスが提供されることが重要であるが，残念ながら限られた医療資源の中で，限られた条件下においてヘルスケアサービスが提供されており，看護サービスもさまざまなルールや制度の下で提供されており，ヘルスケアシステムを理解することは看護師にとって重要なことである。今後はさまざまな場所にさまざまなニーズを抱えた患者と家族がいる中で，いかなる場所であっても，看護師の能力が最大限発揮されるよう，ヘルスケアシステムを考えていく必要がある。

（1）憲法第 25 条と社会保障

①憲　法

　憲法はわが国にとって最高法規であるが，社会保障制度及び各保健医療関係法規はこの憲法第 25 条のもとに成り立っており，保健医療関係職種にとっては大変重要な条項である。国民主権の憲法の下では，どんな人間も生まれながらにして健康で文化的な生活を送ることは権利として認められていることに留意が必要である。経済中心の資本主義社会であっても富裕層のみにヘルスケアサービスが提供される制度ではなく，このことは大変素晴らしい制度といえる。格差社会が進む中，ヘルスケアサービス提供においては，憲法第 25 条は遵守されなければならない。以下が憲法第 25 条の条文である。

　日本国憲法第 25 条　生存権

　1 項　すべて国民は，健康で文化的な最低限度の生活を営む権利を有
　　　　する。

　2 項　国は，すべての生活部面について，社会福祉，社会保障及び公衆
　　　　衛生の向上及び増進に努めなければならない。

②社会保障

　わが国においては，第二次世界大戦後に社会保障制度が本格的に創設された。日本における社会保障の定義については，アメリカからの調査団による報告書であるワンデル勧告を受けて設置された社会保障制度審議会による，1950 年の「社会保障制度に関する勧告」が重要とされており，今日まで継承されている[1]。本勧告は，「50 年勧告」ともいわれているが，社会保障について以下のように定義されている。

　「いわゆる社会保障制度とは，疾病，負傷，分娩，廃疾，死亡，老齢，失業，多子その他困窮の原因に対し，保険的方法又は直接公の負担において経済保障の途を講じ，生活困窮に陥った者に対しては，国家扶助に

よって最低限度の生活を保障するとともに，公衆衛生及び社会福祉の向上を図り，もってすべての国民が文化的社会の成員たるに値する生活を営むことができるようにすることをいうのである。」

　人々が元気に働いたり，一生懸命勉学に専念することができるのも，この社会保障制度により，病気になったり障害者になった際には，安心して一定の水準の医療サービスや介護サービスを受けることができることを私たちは忘れてはならない。わが国の社会保障制度では，患者は家族における一員でもあり，父親・母親役割などを担っていることを基本に，本人のみではなく家族に対してもきめ細かくさまざまな保障がなされているのが特徴である。このように充実した社会保障制度が存在することにより，医療現場においても看護師をはじめとする医療従事者は，コストをあまり気にせずに患者とその家族に看護ケアを提供することが可能となっている。

（２）医療保険制度と診療報酬制度

　保険は，通常社会保険と民間保険に大別されるが，わが国のヘルスケアシステムの特徴の一つとして，全国民が強制加入する社会保険が基本となっており，個人の意思決定に基づく民間の私保険が不足部分を補完するという仕組みをとっていることがあげられる。国民が保険証の提示をすることにより，誰もがいつでもどこでも平等に医療機関を受診することができる国民皆保険制度であり，本制度は世界的にも高く評価されており，1961年に国民皆年金制度とともに達成されてから今日まで維持されている。

　医療保険制度は，疾病，負傷，死亡，分娩等に対して，保険者が保険給付を行う社会保険制度であり，疾病や負傷による医療費の負担等によって，国民が経済的困窮に陥ることを防止することを目的としている。

つまり，人生の中で，万が一病気などになったとしても，充実した医療
保険制度により，より負担が少なく，病気が理由で生活が破綻すること
なく，療養に専念できるというシステムである。

①健康保険制度と国民健康保険制度

　現在，わが国ではすべての国民がなんらかの保険に加入しており皆保
険制度を維持しているが，年金制度のように一元化されておらず，さま
ざまな保険制度が存在する医療保険は，被用者保険と国民健康保険およ
び後期高齢者医療に大別される。被用者保険は，事業所に使用される者
を被保険者とする健康保険，船員保険，共済組合であり，国民健康保険
は，自営業者や農業従事者等を含む一般地域居住者を被保険者とする市
町村の国民健康保険が中心となっている。

　1922年にはじめて健康保険法が制定されたが，企業の雇用者を対象と
したものであり，自営業者や農業従事者等の保険制度は未整備であった。
それらをカバーするために，1938年に国民健康保険法（旧法）が制定さ
れたが，旧法は組合方式であったため，1958年に市町村運営方式となり，
1961年にようやく国民すべてがなんらかの保険に加入する国民皆保険
制度が達成されたのである[2]。

②後期高齢者医療制度

　後期高齢者医療制度は，1983年に施行された老人保健法が2008年に
改正され，「高齢者の医療の確保に関する法律（高齢者医療確保法）」に
基づき，75歳以上の後期高齢者と65歳以上75歳未満で一定の障害のあ
る高齢者に対する医療サービスが提供されている制度である。運営主体
は，都道府県単位ですべての市町村が加入する後期高齢者医療広域連合
である。医療給付の財源負担は，後期高齢者の保険料が約1割，現役世
代からの支援金が約4割，公費負担が約5割の内訳となっている。

　後期高齢者医療制度の基本的理念（第2条）では，「国民は自助と連帯

の精神に基づき，自ら加齢に伴って生ずる心身の変化を自覚して常に健
康の保持増進に努めるとともに，高齢者の医療に要する費用を公平に負
担するものとする。あわせて，国民は，年齢，心身の状況等に応じ，職
域もしくは地域又は家庭において，高齢期における健康の保持を図るた
めの適切な保健サービスを受ける機会を与えられるものとする」とされ
ている。昨今，高齢の患者が多く，高齢者の医療費の増大が問題となっ
ているが，誰もが高齢になることを考えれば，本制度の重要性が理解で
きる。

③保険給付

　医療保険制度の基本としての健康保険制度における保険給付では，疾
病または負傷に対する「療養の給付」すなわち医療サービスそのものを
給付する「現物給付」と，所得の保障として，傷病手当金，出産手当金，
出産育児一時金，療養費などの「現金給付」がある。具体的には，療養
の給付として，診察，薬剤や治療材料の支給，処置，手術その他の治療，
居宅における療養上の管理とその療養に伴う世話とその他の看護，病院
や診療所への入院とその療養に伴う世話とその他の看護が行われる。

④保険外併用療養費

　健康保険制度では，保険適用外となる診療を受けると，保険適用とな
る診療も含めて全額自己負担となるが，厚生労働大臣の定める「評価療
養」，「選定療養」そして「患者申出療養」であれば，保険診療との併用
が認められており，保険が適用される部分については一部負担金を支払
い，残りは「保険外併用療養費」として給付が行われる仕組みである。
医療の高度化および複雑化に対応した制度といえる[3]。

ａ）評価療養

　高度・先進医療を将来的に保険給付の対象として認めるかどうかにつ
いて，適正な医療の効率化を図る観点から評価が必要な療養として厚生

労働大臣が定めるもので，基礎的な部分を保険外併用療養費として保険
給付する制度である。治験にかかる診療などが含まれる。

b）選定療養

　患者の選択に委ねることが適当なサービスについて，患者自ら選択し
て追加される費用を自己負担し，基礎的な部分については療養費用の支
給を受けながら，診療を受けることを認める制度であり，予約診療や時
間外診療，特別の療養環境（差額ベッド）等がある。

c）患者申出療養

　国内未承認の医薬品や医療機器等を迅速に保険外併用療養費として使
用したいというがんや難病患者からの申出を起点として，2016年に創設
された制度である。

⑤診療報酬制度

　実際の治療や看護ケアにかかった費用については，診療報酬制度に
よって細かく標準化されているのもわが国のヘルスケアシステムの特徴
といえる。診療報酬とは，保険医療機関および保険薬局が行う保険医療
サービスに対する対価として保険者から支払われる報酬である。診療報
酬については，中央社会保険医療協議会（中医協）への諮問・答申を経
て厚生労働大臣が定めることとなっている。原則として実施した診療行
為ごとの点数を加算し，1点の単価を10円として計算されることになっ
ている。診療報酬の算定に使用される点数表は，医科診療報酬点数表，
歯科診療報酬点数表，調剤報酬点数表の3表のほか，急性期病院におけ
る入院医療を診断群分類ごとに包括評価した診断群分類表（DPC点数
表）がある。医科診療報酬点数表において，各診療行為項目に規定され
ている点数は，難易度等，専門技術のバランスに応じてそれぞれ公定さ
れたものであり，物価・人件費の動向や医療を取り巻く環境の変化等に
応じ，おおむね2年に一度改定されている。最近の改定は2020年に実施

された。医療機関においては，一部負担は患者から直接徴収するが，残りについては，月末に診療報酬明細書（レセプト）を作成し，審査支払機関においてチェックを受け，支払われる仕組みである。

　診療報酬点数表では，基本診療料（初・再診料，入院料等），特掲診療料（医学管理等，在宅医療，検査，画像診断，投薬，注射，リハビリテーション，精神科専門療法，処置，手術，麻酔，放射線治療，病理診断）に分かれており，それぞれ個別に点数化されており，各公定価格が定められている。診療報酬の支払い方式には，出来高払い方式と定額払い方式の2つの方式があるが，現行の診療報酬点数表は，出来高払い方式を中心に，部分的に定額払い方式が組み込まれた形となっている。

　2020年度改定では，近年の働き方改革を考慮し，医療従事者の負担軽減，医師等の働き方改革の推進の視点から改定された。その他，患者・国民にとって身近であって，安心・安全で質の高い医療の実現，医療機能の分化・強化，連携と地域包括ケアシステムの推進，効率化・適正化を通じた制度の安定性・持続可能性の向上の各視点から改定が行われた[4]。

　このように各診療行為が標準化されていることによって，制度上の安定性が高く，均一的であり，医療経営もしやすくなっているが，個々の医療機関において実際に提供されているヘルスケアサービスの質や，個々の医師や看護師などのヘルスケアサービス提供者の能力などが反映されにくい仕組みとなっていることに留意する必要がある。

（3）介護保険制度と地域包括ケア
①介護保険制度
　新たな社会保険制度として，2000年より介護保険制度が開始されている。本保険は，医療保険，年金保険，労働者災害補償保険（労災保険），

雇用保険に続く第5番目の社会保険である。わが国は，1970年に高齢化率が7％を超え高齢化社会に突入し，その後1994年には2倍の14％を超え，高齢社会となった。その後も世界に類を見ないスピードで高齢化が進行し2013年には25％を超え，世界トップ水準となっている。高齢化の進行に伴う要介護高齢者の増大により介護リスクが一般的となり，これまで家族に依存してきた介護機能の弱体化および老老介護や遠距離介護など，家族による介護負担の増大等に対応するため，社会全体で支援する仕組みが構築された。

　介護保険制度創設の目的は，①介護に対する社会的支援，②要介護者の自立支援，③利用者本位とサービスの総合化，④社会保険方式の導入の4点である。介護保険制度においては，65歳以上の第1号被保険者と40歳以上65歳未満の医療保険加入者である第2号被保険者に区分され，第2号被保険者については，初老期における認知症，脳血管疾患などの老化に起因する疾病（特定疾病）に対して給付される。要介護状態は，要介護度1～5段階，要支援状態は，要支援1～2の2段階に区分される。要介護認定は市町村が行い，主治医の意見書およびコンピュータによる一次判定に基づき，介護認定審査会において，二次判定がなされる仕組みとなっている。介護認定における一次判定では，直接生活介助（入浴，排せつ，食事等の介護），間接生活介助（洗濯，掃除等の家事援助等），BPSD関連行為（徘徊に対する探索，不潔な行為に対する後始末等），機能訓練関連行為（歩行訓練，日常生活訓練等の機能訓練），医療関連行為（輸液の管理，じょくそうの処置等の診療の補助等）の5分野ごとに要介護認定等基準時間の長さで判定が行われる。

②介護給付の種類と施設サービス

　介護保険の給付には，居宅サービスを受けたときに支給される居宅介護サービス費，居宅介護支援を受けた場合の居宅介護サービス計画費，

表6-1　介護保険制度における施設サービス

介護老人福祉施設	老人福祉施設である特別養護老人ホームのことで，寝たきりや認知症のために常時介護を必要とする人で，自宅での生活が困難な人に生活全般の介護を行う施設
介護老人保健施設	病状が安定期にあり入院治療の必要はないが，看護，介護，リハビリを必要とする要介護状態の高齢者を対象に，慢性期医療と機能訓練によって在宅への復帰を目指す施設
介護医療院	主として長期にわたり療養が必要である要介護者に対し，療養上の管理，看護，医学的管理の下における介護および機能訓練その他必要な医療ならびに日常生活上の世話を行う施設
介護療養型医療施設	脳卒中や心臓病などの急性期の治療が終わり，病状が安定期にある要介護高齢者のための長期療養施設であり，療養病床や老人性認知症疾患療養病床が該当する

［出典：一般財団法人厚生労働統計協会編「国民衛生の動向　2019/2020」第66巻第9号，2019］

介護保険施設に入所している要介護者に対して支給される施設介護サービス費，地域密着型介護サービス費などがある。居宅介護サービス費は，サービスの種類ごとに設けられた基準額の9割の給付となっている。具体的な居宅サービスの種類は，訪問介護（ホームヘルプサービス），訪問入浴介護，訪問看護，訪問リハビリテーション，居宅療養管理指導，通所介護（デイサービス），通所リハビリテーション（デイ・ケア），短期入所生活介護（ショートステイ），短期入所療養介護（ショートステイ），特定施設入居者生活介護（有料老人ホーム），福祉用具貸与，特定福祉用具販売，居宅介護住宅改修費（住宅改修），居宅介護支援などである。

　また，介護保険制度における施設サービスについては**表6-1**に示すとおりであり，現在4つの施設サービス類型となっている。なお，介護療養型医療施設については，廃止の方針となっているが，2024年6月まで延長されている。また，介護医療院は，長期にわたり療養が必要な要介護者を対象とし，「日常的な医学管理」や「看取り・ターミナル」等の機能と「生活施設」としての機能を兼ね備えた，新たな介護保険施設とし

て，2017年の改正において創設されており，看護師の活躍が期待されている。

　2005年の制度見直しにおいては，介護予防重視型システムへの転換が図られ，また新たなサービス体系として，市町村による地域密着型サービスが創設された。また，公正・中立な立場から，地域における介護予防マネジメントや総合相談，権利擁護などを担う中核機関として地域包括支援センターが創設された[5]。

③医療・介護総合確保推進法と地域包括ケアシステムの構築

　これまで医療と介護がそれぞれの制度の下で，それぞれのルールと仕組みで運用されてきたが，ヘルスケアサービス利用者には，医療サービスと介護サービスの双方のニーズを併せ持つ場合も少なくない。今後は一体的に統合され，サービス利用者のニーズにマッチしたサービスが提供されるよう制度改革が現在進行中である。2014年6月に「医療・介護総合確保推進法（地域における医療及び介護の総合的な確保を推進するための関係法律の整備等に関する法律）」が成立した。本法律の趣旨は，「持続可能な社会保障制度の確立を図るための改革の推進に関する法律の措置として，効率的かつ質の高い医療提供体制を構築するとともに，地域包括ケアシステムを構築することを通じ，地域における医療及び介護の総合的な確保を推進するため，医療法，介護保険法等の関係法律について所要の整備等を行う」こととされている。

　地域包括ケアシステムとは，医療や介護，予防のみならず，福祉サービスを含めたさまざまな生活支援サービスが日常生活の場（日常生活圏域）で適切に提供できるような地域の体制である。地域包括ケアシステムの5つの構成要素は，「介護」，「医療」，「予防」という専門的なサービスと，「生活支援・福祉サービス」，「住まい」であり，相互に連携しながら在宅の生活を支えていくという考え方である。

　2015年には団塊の世代が65歳以上となり，2025年には団塊の世代が75歳以上の後期高齢者群に突入することを視野に，高齢者が実際に生活をしている地域の特性に応じて，地域包括ケアシステムを構築していくことが急務であるとされてきた[6]。背景には，今後認知症高齢者の増加が見込まれており，認知症高齢者の地域での生活を支えることが求められている。具体的な地域支援事業としては，高齢者が住み慣れた地域で生活を継続できるようにするため，介護，医療，生活支援，介護予防を充実させることが必要であり，①在宅医療・介護連携の推進，②認知症施策の推進，③地域ケア会議の推進，④生活支援サービスの充実・強化などが進められる予定である。

　これまで以上に看護師と介護職との連携が重要となることは間違いない。また，医療サービスの提供を受けている患者は，地域で実際に生活をしている生活者であるという理解のもと，さまざまな現場で活躍する看護師は，患者の quality of life（QOL）の向上には，具体的にどのようなケアが必要であるかについて，院内のみならず，地域の他の医療機関や介護・福祉施設等との連携を通して，また医師をはじめとする多職種との連携を密にすることにより，より質の高いサービスが提供できるよう工夫していくことが求められている[7]。

（4）障害者総合支援法

　これまでの障害者福祉施策においては，障害福祉サービスは，身体障害者，知的障害者，精神障害者の3類別にそってそれぞれの障害種別ごとに異なる法律に基づいて提供されてきたが，今後は一元化して必要な障害福祉サービスに係る給付その他の支援を行うため，2006年に障害者自立支援法が施行された。障害者自立支援法では，これまで十分な支援が行われていなかった精神障害者についても，他の障害と同様にサービ

スが一元化され，3障害共通の介護給付および訓練等給付が提供されることとなった。また発達障害についても対象とされた。

さらに，障害者自立支援法は，障害者及び障害児が日常生活を営むための支援は，すべての国民が，障害の有無に関わらず，等しく基本的人権を享有するかけがえのない個人として尊重されるものであるとの理念のもと，「障害者の日常生活及び社会生活を総合的に支援するための法律（障害者総合支援法）」と変更され，2013年4月から施行されている。本改正により，障害児も含め，障害者の範囲に難病等の対象等も含まれることとなった。

難病患者は，原因不明で，治療方法が未確立であり，生活面で長期にわたり支障が生じる疾病であることより，医療サービスと福祉サービスの双方のニーズを併せ持っている患者ということになる。これら一連の法改正の背景には，これまで介護・福祉サービスと医療サービスが別々に検討されてきたが，今後は患者・利用者中心の医療や介護・福祉が展開できるよう整備する必要があることを意味する。看護師に求められる役割としては，医療サービス提供の実態のみではなく，介護や福祉サービスの現状についても視野を広げ，必要に応じて，必要な専門職との連携が必要となってきており，そのための知識の習得やチームによるアプローチの理解がより求められてくることと思われる。

以上から医療・介護・福祉サービスの統合とサービス提供における連携体制の強化が求められているといえよう。

2. ヘルスケアサービス提供の場や機能に応じた看護職の果たす役割

多くの看護師が働く場である病院や診療所などに関しては，医療法においてさまざまなルールが決められている。患者に対するそれぞれの機

能に見合った最適なサービスの提供を心がけなければならない。

（1）ヘルスケアサービス提供の場の類型と特徴

　病院と診療所の区別については，医療法第 1 条の 5 において，20 人以上の患者を入院させるための施設を有するものを病院，患者を入院させるための施設を有しないものまたは 19 人以下の患者を入院させるための施設を診療所としている。病院，診療所及び歯科診療所を合わせた全国の医療施設数は約 17 万 9,000 であり，うち，病院は約 8,300，一般診療所は約 10 万 2,000 となっており，診療所が大変多い。さらに，診療所においては，入院ベッドを有する有床診療所と，入院設備を有しない無床診療所に分けられる。また，医療法において病床は 5 種類（一般病床，療養病床，精神病床，感染症病床，結核病床）に分けられており，それぞれ基準が定められている。病床数の内訳については，一般病床が最も多く約 89 万床となっている他，療養病床が約 31 万床，精神病床が約 33 万床となっており，感染症病床や結核病床はわずかしかなく，わが国の病院等における病床の特徴としては，一般病床，療養病床，精神病床の 3 種類であるといえる。療養病床の定義は，「主として長期にわたり療養を必要とする患者を入院させるための病床」となっており，精神病床の定義は，「精神疾患を有する者を入院させるための病床」となっているが，一般病床の定義では，「精神病床，結核病床，感染症病床，療養病床以外の病床」となっており，一般的に通常の急性期の患者が入院している病床といえる[8]。

①病床機能報告制度の開始

　現在の医療制度改革の中心は，前述した地域包括ケアシステムの構築と同時に，医療機能の分化・連携が同時に進められなければならないとされており，両者が一体的に進められることが求められている。2015 年

表6-2　医療機関が報告する医療機能

医療機能の名称	医療機能の内容
高度急性期機能	急性期の患者に対し，状態の早期安定化に向けて，診療密度が特に高い医療を提供する機能
急性期機能	急性期の患者に対し，状態の早期安定化に向けて，医療を提供する機能
回復期機能	急性期を経過した患者の在宅復帰に向けた医療やリハビリテーションを提供する機能 特に，急性期を経過した脳血管疾患や大腿骨頸部骨折等の患者に対し，ADL の向上や在宅復帰を目的としたリハビリテーションを集中的に提供する機能（回復期リハビリテーション）
慢性期機能	長期にわたり療養が必要な患者を入院させる機能 長期にわたり療養が必要な重度の障害者（重度の意識障害者を含む），筋ジストロフィー患者又は難病患者等を入院させる機能

［出典：病症機能報告　報告マニュアル＜①基本編＞，p2-3（厚生労働省）(https://www.nhlw.go.jp/content/000677990.pdf)（2021 年 3 月 11 日に利用）］

より病床機能報告制度が開始され，医療機関が有する病床において担っている医療機能の現状と今後の方向を選択し，病棟単位で都道府県に報告することとなった。**表6-2** は医療機関が報告する医療機能の一覧と定義である[9]。4 種類の機能に分けられている．これまで様々な状態の患者が急性期の病棟に入院していた実態を踏まえ，今後はどの程度医療資源を実際に投入しており，どのような診療行為や看護ケアが提供されているかについて，詳細に機能を分類していくことによって，今後の制度改正や診療報酬制度に反映させていくことが予測される。

②訪問看護

　在宅化がますます進む中で，訪問看護の必要性が一層高まっており，看護師のますます重要な活躍の場となってきた。訪問看護は，看護師などが居宅を訪問して，主治医の指示や連携により療養上の世話や診療の補助などを行うことである。具体的な看護師の役割としては，健康状態のアセスメントや日常生活の支援，心理的な支援，家族等介護者の相談・

助言，医療的ケア，病状悪化の防止（予防的看護）や入退院時の支援，
社会資源の活用支援や認知症患者の看護，精神障がい者の看護，リハビ
リテーション看護，重症心身障がい児・者の看護，さらにエンドオブラ
イフケアなど，さまざまな支援を行っており，今後ますますニーズが増
えることが予測される[10]。

（2）医療機能と組織

　医学の進歩に伴い，医療現場も日進月歩で変化してきている。人も機
能も細分化され，病院をはじめとする医療機関では，さまざまな専門職
種が患者ケアに当たっており，また種々の検査機器や手術器具，医療材
料などが使用されている。病床の規模に応じて，多くの入院患者と外来
患者の一人ひとりの安全と安心を確保しながら最適なサービスを提供す
るためには，組織としての役割と機能が大変重要になってくる。エビデ
ンスに基づく診療や看護ケアの提供には，検査をはじめとするさまざま
なプロセスを経ることが必要であり，患者は，院内外の種々の機能や部
門において治療や処置を受けることが多くなってきた。病院は医師であ
る病院長のリーダーシップのもと，各職種がおのおのの機能を提供し，
総力を挙げて患者の治療にあたっており，各部門や機能ごとに役割やス
タッフが異なる。

①外来部門と病棟部門

　病院内の機能はまず外来機能と病棟機能に大別され，それぞれが組織
内の部門として機能している場合が多い。近年では平均在院日数の短縮
や日帰り手術が実施可能となっていること，内視鏡検査や治療，放射線
治療や化学療法，透析治療など，大変重要な機能が外来部門において行
われるようになってきており，外来看護の役割もますます重要となって
きている。外来患者については，初診患者と再診患者とでは患者の動線

が異なっており，また診療科の特性によっても患者の受ける処置などの
プロセスがやや異なっているのが現状である。外来部門において患者と
接する機会が多いのは，医師や看護師をはじめ，検査部門のスタッフ，
受付および会計の事務部門，薬剤部門の各スタッフなどがさまざまなパ
ターンで関わっている。

　病棟とは，病院の大きな特徴でもあり主な収入源でもあり，入院患者
が療養生活を送る部門である。1,000床規模の病院ということは，満床
の場合，毎日1,000人の患者がさまざまな疾患を抱えて痛みや苦しみ，
不安と闘っており，病棟中心に昼夜を過ごす間に，検査や手術，点滴や
告知などを受けている場である。また残念ながら死亡する患者も，緊急
入院する患者もいれば計画入院の患者もいて，退院する患者も毎日大勢
おり，患者にとって大切な家族が入れ替わりお見舞いに来る場でもある。
また経管栄養の患者，きちんと普通の食事をとることができる患者，全
粥の患者など，治療以外に栄養補給も行われなければならない大切な場
でもある。治療を理解できずに無邪気に走り回る小児の患者や，高齢に
より足元が不安定で転倒リスクの高い患者，認知症でかつがん患者であ
り家族の支援が十分でない患者，末期の告知を受けて悲嘆にくれている
患者，生活保護を受けており，生活に大きな不安を抱えた状態での療養
生活の患者など，実にさまざまな患者が病棟にはいる。これらのことを
考えても，患者一人ひとりの属性および入院から退院までのプロセスが
異なり，大変複雑であるため，安全にマネジメントすることがとても重
要であることがわかる。病棟において24時間患者の療養上の世話を行っ
ているのが看護師であり，まさに患者の命を預かっているのが看護師で
あることから，最も病棟を理解することが求められている職種といえる。
交代制により，看護ケアの質を保ちながら，医師や薬剤師，臨床工学技
士や理学療法士や管理栄養士などとの連携を密に行いながら，患者が快

適で安心で安全な療養生活を送ることができるよう，患者の生命力が最大限引き出せるよう，看護の専門性を活かして看護ケアを提供することが看護職の業務といえる。

②**手術・集中治療部門**

　手術部門や集中治療部門は病院内の中央で管理されていることが多く，中央診療部門の一つとされ，院内全体のさまざまな診療科が横断的に関わり，協力している。手術室及び集中治療部のどちらにも看護師が必ずおり，各々重要な役割を果たしている。手術部門に関わるスタッフとしては，外科医の他，麻酔科医，手術室担当看護師，臨床工学技士，薬剤師などである。手術室における看護師の業務は，術前の患者ケアとの継続性を含めた術前訪問，術中における術者および麻酔医の介助などである。手術器械，器材，薬品の直接手渡しなど，直接・間接の介助を看護師が行っており，安全な手術が実施できるよう貢献している。集中治療部門には集中治療室（intensive care unit：ICU），新生児集中治療室（neonatal intensive care unit：NICU），循環器疾患集中治療室（coronary care unit：CCU），高度治療室（high care unit：HCU）などがあり，それぞれの機能に応じた集中的治療を必要とする重症患者のケアを看護師中心に行っている。この他，救急部門においては，救急車による患者受け入れや，ウォークインで来院する外来患者の受け入れなどを行っており，ここでも看護職が活躍している。

　その他，院内には薬剤部門やリハビリテーション部門，栄養部門，物流部門，地域医療連携部門などがあり，それぞれの機能に応じた役割を果たしている。

（3）多職種によるチームアプローチの重要性

　医師や看護師の他，さまざまな研究成果や進歩に伴い，専門職として

多くの保健・医療・介護・福祉従事者が誕生しており，患者やサービス利用者にとって最大限の効果が期待できるよう，チームによるアプローチが行われるようになってきた。特に看護師は各チームにおける重要な役割を果たすことが期待されている。

①保健・医療・介護・福祉各従事者

保健師，助産師，看護師，准看護師の他，医師や歯科医師，薬剤師，診療放射線技師，臨床検査技師，管理栄養士，理学療法士，作業療法士，言語聴覚士，臨床工学技士，歯科衛生士，歯科技工士，義肢装具士，救急救命士，あん摩マッサージ指圧師，はり師，きゅう師，柔道整復師，社会福祉士，精神保健福祉士，介護福祉士など多くの職種が厚生労働大臣や都道府県知事による免許付与となっており，国家による資格取得等により高い専門性を発揮し連携して保健・医療・介護・福祉各サービスを提供している。

②ケアマネージャー（介護支援専門員）

今後の地域包括ケアシステムにおいて，重要な役割を果たすケアマネージャー（介護支援専門員）の中には看護師も少なくない。地域において，介護サービスを中心に医療サービスも含め，在宅および各医療機関間，訪問看護ステーション，介護老人保健施設や福祉施設などの各施設間におけるサービスの調整を図り，生活者でもある要介護者の支援を行う役割は，認知症高齢者の増加等により，今後ますます重要となることが予測される。具体的には，ケアマネージャーとは，要介護者等が自立した日常生活を営むのに必要な援助に関する専門的知識や技術を有するものとして，介護支援専門員証の交付を受けたものであり，実務経験があり，介護支援専門員実務研修受講試験に合格後，都道府県知事の登録を受けた者である。2006年よりケアマネージャーの資質の向上を目指し，有効期限が5年となり更新制となっている。さらに同じく2006年よ

り，主任介護支援専門員が位置づけられ，地域包括支援センターへの配置が義務づけられた。

③チーム医療の実践

　昨今，さまざまな医療チームが医療現場で活躍しており，多くの医療チームに看護師がチームの一員として参加している。今後は，各専門職種が専門性を発揮しながら，患者に対するケアのアウトカムの向上を目指し，積極的にチーム医療の実践が行われることが期待される。具体的なチームとしては，栄養サポートチーム（nutrition support team：NST），感染制御チーム（infection control team：ICT）や抗菌薬適正使用支援チーム（antimicrobial stewardship team：AST），呼吸ケアチーム（respiration support team：RST），緊急対応チーム（rapid response team：RRT），創傷・褥瘡対策チーム，緩和ケアチーム，摂食・嚥下対策チーム，退院支援—地域連携チーム，臨床倫理チーム等の各チームが病棟横断的に最善の結果を目指し患者の治療に当たっており，看護師はほぼすべてのチームにメンバーとして関わっている。

（4）IT化に対応した看護師の役割

　近年の医療を取り巻く環境の大きな変化の一つがIT化である。画像診断や治療においてもコンピュータが活用されており，手術室においても一部ロボットの活躍も始まっている。人工知能（artificial intelligent：AI）の活用は私たちの生活のさまざまな場面に浸透してきているが，保健医療介護福祉施設においても例外ではない。患者情報のみではなく，院内全体におけるさまざまな情報が電子カルテシステムとして一元化されてきた。多くの医療機関において，これまでの紙カルテからPC内の電子データとなり，看護師をはじめ患者ケアに関わる他職種による情報の共有など，さまざまな変化がもたらされている[11]。

　さまざまな情報が電子化されたことに伴い，各専門職種のみではなく，多くの医療スタッフが情報を共有できるようになってきた。看護記録についても同様であり，これまでは主に看護師中心に活用されてきたが，電子カルテ上では，医師や薬剤師，理学療法士などの多くの他職種がベッドサイドでの患者の状態などについて参考にすることが多くなってきた。安全で最善なケアを提供するためには，院内におけるさまざまな情報も有効に活用することが大変重要となってきており，今後は医療情報の二次利用も含めて，院内におけるIT化と情報の活用についての工夫が求められている。看護記録の記載方法などについても院内のみではなく，地域との情報共有が可能となるよう標準化が必要である。

　最適な看護サービスを提供するためには，ヘルスケアシステムが大きく影響していることはすでに述べてきたとおりである。システムを十分理解したうえで日々の看護実践を行うことが必要であり，そのための教育研修は大変重要であるといえる[12]。クレイトン（Clayton）は，各医療機関においては，これまでの各診療科別の医療サービス提供から，今後は生活習慣病などの慢性期医療と救急医療など各提供する医療機能に応じたパラダイムシフトが求められるとしている[13]。看護師においても，医療機能に応じた看護サービスの提供が可能となるよう，柔軟な対応能力が求められてくるといえる。さらに，患者になる前には社会の中で生活し基本的には多くの人々が労働を中心に社会参加してきた人々であることからすると，最終的なアウトカムは，保健・医療・介護・福祉の各サービスの連携により，日常生活および社会生活を営むことができるようになることではないだろうか。そのために看護職はさまざまな職種と関わり，連携していくことが今後ますます重要であろう。

学習課題

1．わが国のヘルスケアシステムの特徴についてまとめてみよう。
2．保健・医療・介護・福祉の連携がなぜ重要であるか，検討してみよう。
3．チーム医療の重要性について振り返ってみよう。

引用文献

1) 阿部裕二（編）：社会保障，第6版，p13，弘文堂，2019
2) 厚生労働統計協会：国民衛生の動向66（9）：229-238，2019
3) 安藤秀雄ほか：医事関連法の完全知識，医学通信社，2019
4) 医学通信社（編）：診療点数早見表—医科，医学通信社，2020
5) 厚生労働統計協会：国民の福祉と介護の動向66（10）：150-172，2019
6) 厚生労働省：地域包括ケアシステム．
   https://www.mhlw.go.jp/stf/seisakunitsuite/bunya/hukushi_kaigo/kaigo_koureisha/chiiki-houkatsu/（2020.11.1）
7) 一戸真子：地域包括ケアと看護職員の研修のあり方．師長主任業務実践19（412）：58-65，2014
8) 厚生労働省：医療施設動態調査，2019年度．https://www.mhlw.go.jp/toukei/saikin/hw/iryosd/m19/is1905.html（2020.11.1）
9) 厚生労働省：病床機能報告　報告マニュアル＜①基本編＞．
   https://www.nhlw.go.jp/content/000677990.pdf（2021.3.11）
10) 日本訪問看護財団：訪問看護とは．
   https://www.jvnf.or.jp/homon/homon-1.html（2020.11.1）
11) 保健医療福祉情報システム工業会（編）：医療情報システム入門2020，社会保険研究所，2020
12) 一戸真子：ヘルスケアサービスの質とマネジメント—患者中心の医療を求めて，社会評論社，2012
13) Christensen CM et al：The Innovator's Prescription—A Disruptive Solution for Health Care, McGraw Hill, 2009

7 | 患者の権利と意思決定支援論

井出　訓

《**目標&ポイント**》　時代とともに変化している，医療における医療者と患者との関係性を理解するとともに，患者を中心とする医療のあり方に関する考えを深めていく。また，患者自身の意思決定とそれを支援する医療者の役割を，患者の権利と義務という視点から学ぶ。

《**キーワード**》　意思決定，権利と義務，インフォームド・コンセント，インフォームド・アセント，インフォームド・チョイス，パターナリズム

1. 患者とは誰か

（1）患者を取り巻く力関係

　ニューヨークにあるホロコースト博物館で，かつてナチスドイツが行った人体実験の記録に言葉を失った経験がある。医療という名の下に，障害のある一人のユダヤ人にさまざまな人体実験を繰り返し，殺害した記録が残されているのである。実験を行う側からしてみれば，それは一患者の障害に対する治療の一環であり，エビデンスの蓄積という名目での実験であったのかもしれない。しかし，本人の同意どころか，本来の目的さえ示されないまま，治療であると信じ殺されていった側からすれば，それは単に非人道的な暴力に打ちのめされただけにすぎない。この例は極論であるかもしれない。しかし，医療における医療者と患者との関係が，治療する／されるという力関係の中に閉じていることは事実である。そして，する／されるという力関係における強弱，また主導権の在り処がどちらにあるのかは，patient（患者・忍耐）という言葉を考え

れば明白である。過去の悲劇は，医療に関わるものが注意すべき力関係
の縮図を教えてくれている。

（2）医療のパターナリズム

　「医の神アポロン，アスクレーピオス，ヒギエイア，パナケイアおよび
すべての神々よ。私自身の能力と判断に従って，この誓約を守ることを
誓う。」これは，医療者の倫理規範とされるヒポクラテスの誓いの書き出
しである。その中に，以下のような一文がある。「自身の能力と判断に従っ
て，患者に利すると思う治療法を選択し，害と知る治療法を決して選択
しない。」ヒポクラテスの誓いは，ギリシャの医師ヒポクラテスが医師と
しての職業倫理についてまとめた文章であるが，西欧においては，患者
の利益を決める権限が医師にあることを認める根拠としても受け入れら
れてきた。つまり，患者の利益が最大限になるのであれば，医師は患者
に対して真実を曲げることも許される，という考え方がされてきたので
ある。このように，力の強い立場にあるものが，弱い立場にあるものの
利益のために，弱い立場のものの意思に関わりなく，代わりに意思決定
することをパターナリズムという。医療の世界においては，パターナリ
スティックな考え方が患者の自立を不当に制限するとの批判が起こった
1980 年代頃まで，こうした考え方が主流であったといっても過言ではな
い。医療は医師のもとで医師が決定するという，医師の力を中心とした
ものであったのである。

（3）中心に置かれるべき患者

　医療の高度化や技術的な革新は，医師と患者との間に医療に関する専
門的な知識と経験の差を歴然と作り出してきた。しかし，医療の本質は，
単に病気を治療するだけではなく，pati「苦しむ」＋-ent「～するもの」で

ある患者（patient）の幸福と満足を追い求めることにある。それにより，患者は医療から最大の利益を得ることができるのである。つまり，患者は医師の言うことに従っていればよいといった，医師を中心とする医療ではなく，患者の主体的な意思が中心におかれる医療の必要性が示されている。患者みずからが，自分自身の幸福と満足に向けて，みずからの希望に沿った医療を選び，受けられることこそが，今日の医療における重要な立ち位置であり，医師をはじめとする医療専門職は，そのためにこそ自分自身の能力と判断を用いたできる限りの支援をしていくことが必要となる。

　患者という言葉は，医療の側から対象者を表す言葉である。患者自身にとっては，自分は自分であり患者ではない。しかし，「患：わずらう」という字が心に串（が刺さる）と書くように，病により不安や心配を抱え，肉体的にも精神的にも串に刺されたような痛みを抱く自分という存在がそこにはある。患者とは誰かと問うならば，それは単に医療が提供される対象者なのではなく，それぞれの人生を生きる個々人が，その人なりの人生の一地点で病と向き合い，身体的な変調ばかりではなく，病による不安，心配などの苦しみに痛みを抱きつつ耐えている存在そのものなのである。そして医療提供者の仕事とは，そうした個々人一人ひとりにあったその人なりの方法を模索しながら，心に刺さる串を抜き去る作業であるといえるだろう。

2. 患者の権利

（1）患者中心の医療に向けた動き
①ニュルンベルク綱領
　医師中心の医療から患者中心の医療へと動き始めた歴史を遡ると，1947年のニュルンベルク綱領に行き着く。これは，第二次世界大戦中の

ナチス・ドイツによるユダヤ人虐殺や人体実験などに対して行われた裁判の結果をまとめて示したものであり，研究目的で臨床試験などを行うときに厳守すべき10項目の原則が書かれている。その内容は，臨床試験や研究にあたっては被験者の自発的な同意が絶対に必要であること，あらゆる不必要な身体的，精神的な苦痛や傷害を避けなければならないこと，死亡や後遺症につながるような試験はすべきではないこと，危険性の度合いは実験により解決される問題の人道上の重大性を上回ってはならないことなどが記されている。

②ヘルシンキ宣言

　ヘルシンキ宣言の正式名称は，「ヒトを対象とする医学研究の倫理的原則」という。これは，1964年にフィンランドのヘルシンキで開催された世界医師会第18回総会で採択された，人を対象とする医学研究の倫理規範である。ヘルシンキ宣言では，医学研究に参加する被験者（患者）の利益は科学や社会の利益よりも優先することを明確にするとともに，社会的・経済的・医学的に不利な立場に置かれている人や特別な保護を必要とする人の権利尊重が主張された。

③患者の権利章典

　ニュルンベルク綱領やヘルシンキ宣言が，治験や臨床に伴う人体実験を中心とする医学研究に関しての倫理規範であるのに対し，通常の医療行為に関して初めて患者の権利を謳ったのが，1972年にアメリカのベス・イスラエル病院で定められた「患者としてのあなたの権利」という患者宣言である。そして翌1973年に，アメリカ病院協会が患者の権利確立に向けて発表したのが「患者の権利章典」であった。これは，患者の権利と病院や医師の義務とを明確に示すことで，力関係に縛られない医師と患者とのより良い関係性の構築を目指したものであり，患者を尊重するケアの実践，治療拒否の容認，プライバシーの保護など，患者の自

己決定権を中心に12項目が定められている。

④リスボン宣言

「医師，患者およびより広い意味での社会との関係は，近年著しく変化してきた。医師は，常に自らの良心に従い，また常に患者の最善の利益のために行動すべきであると同時に，それと同等の努力を患者の自律性と正義を保証するために払わねばならない。以下に掲げる宣言は，医師が是認し推進する患者の主要な権利のいくつかを述べたものである。医師および医療従事者，または医療組織は，この権利を認識し，擁護していくうえで共同の責任を担っている。法律，政府の措置，あるいは他のいかなる行政や慣例であろうとも，患者の権利を否定する場合には，医師はこの権利を保障ないし回復させる適切な手段を講じるべきである。（日本医師会ホームページ内より引用）」これは，1981年にポルトガルのリスボンで開かれた世界医師会総会において採択されたリスボン宣言の序文である。正式名称は「患者の権利に関する世界医師会リスボン宣言」であり，その内容は，①良質の医療を受ける権利，②選択の自由に関する権利，③自己決定の権利，④意識のない患者の権利，⑤法的無能力な患者の権利，⑥患者の意思に反する処置について，⑦情報に対する権利，⑧守秘義務に対する権利，⑨健康教育を受ける権利，⑩尊厳に対する権利，⑪宗教的支援に対する権利，の11項目にわたる提言がなされている。

（2）患者様の間違い

一時期，医療機関において「患者様」という言葉が用いられていたことがある。もしかすれば，いまだにそうした呼び方をする病院や施設があるかもしれない。患者は医療を受ける「お客様」であるという考え方から，こうした呼び方をするようにとの指導がなされていた経緯がある。しかし，患者が医療の中心であるということを，医療ビジネスにおける

サービス提供者と消費者という関係から，商取引におけるお客様の権利として捉えてしまうのは大きな間違いである。なぜならば，たとえばリスボン宣言に示される患者の権利とは，お金を払って医療を購入するゆえに患者に与えられる特権なのではなく，医療という手段によって人や社会を支えるうえで誰にでも認められる権利だからである。医療は決して市場原理に基づく商取引の場なのではなく，また，医療における患者の権利とは，消費者がより安価で良質の医療を合理的に受けられるための権利なのではない。

　最近では，「患者様」という呼び方は使われなくなってきているという。それは，「患者様」という呼称に変えて以降，院内規則を破る患者や，医療者への暴言・暴力，代金の未払いなどが増えたことに理由があるらしい。さまざまな方法でねぎることが賢い消費者だと考えるならば，こうした言動もうなずける。医師の側であれ，患者の側であれ，権利志向が極端に振れすぎてしまうと医療そのものが崩壊していくことになる，ということであろう。

（3）患者の権利を護る
①アドボカシー（advocacy）

　権利が認められているということと，権利が護られているということは，本来同義でなければならない。しかし，依然として施設などにおける虐待や個人情報漏洩のニュースなどを耳にすると，同義であるべき両者が常に一致しているわけではない現状を否定することができない。

　アドボカシーとは，「誰かの味方をする」「権利を擁護する」あるいは「ある主義主張を唱導する」など，弁護や擁護を意味する言葉である。医療の領域で用いられる場合には，患者の権利や利益を擁護し代弁することの意味で用いられ，「権利擁護」と訳されることが多い。そして，アド

ボケイト (advocate) とはそれを実践する人のことであり,「権利擁護者」を意味している。それでは,医療における患者のアドボケイトとは誰なのか。つまり,医療においては誰が患者の権利を護るべきなのだろうか。

②看護者の倫理綱領

　日本看護協会が示している「看護者の倫理綱領」の前文をみると,看護の使命とは,人間の普遍的なニーズに応え,人々の健康な生活の実現に貢献することであると書かれている。また,あらゆる年代の個人,家族,集団,地域社会に対し,健康の保持増進,疾病の予防,健康の回復,苦痛の緩和を行い,その人らしい生の全うを援助することが看護の目的であるとされている。そして,看護者には,そうした社会的な責務を果たすために人々の生きる権利,尊厳を保つ権利,敬意のこもった看護を受ける権利,平等な看護を受ける権利など,人権を尊重することが求められている,と明記されている。すなわちこれは,看護者は医療に関わるあらゆる人々のアドボケイトであれという,看護者の看護者による看護者に向けたメッセージであるといえるだろう。

　「看護者の倫理綱領」は,さまざまな臨床現場における看護実践の行動指針であり,自己の実践を振り返る際の基盤とされている。それは,時代とともに進歩を続ける医療技術の革新や人々の権利意識の高まりなどを背景に,医療における患者の権利を護るうえでも,看護者の多くが倫理的問題を孕む状況に直面することを避けられなくなってきていることに理由の一つがある。今日,看護職が専門職として患者を中心としたより質の高い看護を提供するために,深い知識と確実な看護技術だけではなく,高い倫理性を身につけていることが求められているのである。

　以下は,15条にわたる看護者の倫理綱領の条文項目である。

　①看護者は,人間の生命,人間としての尊厳及び権利を尊重する。

　②看護者は,国籍,人種・民族,宗教,信条,年齢,性別及び性的指

向，社会的地位，経済的状態，ライフスタイル，健康問題の性質に
かかわらず，対象となる人々に平等に看護を提供する。

③看護者は，対象となる人々との間に信頼関係を築き，その信頼関係
に基づいて看護を提供する。

④看護者は，人々の知る権利及び自己決定の権利を尊重し，その権利
を擁護する。

⑤看護者は，守秘義務を遵守し，個人情報の保護に努めるとともに，
これを他者と共有する場合は適切な判断のもとに行う。

⑥看護者は，対象となる人々への看護が阻害されているときや危険に
さらされているときは，人々を保護し安全を確保する。

⑦看護者は，自己の責任と能力を的確に認識し，実施した看護につい
て個人としての責任をもつ。

⑧看護者は，常に，個人の責任として継続学習による能力の維持・開
発に努める。

⑨看護者は，他の看護者及び保健医療福祉関係者とともに協働して看
護を提供する。

⑩看護者は，より質の高い看護を行うために，看護実践，看護管理，
看護教育，看護研究の望ましい基準を設定し，実施する。

⑪看護者は，研究や実践を通して，専門的知識・技術の創造と開発に
努め，看護学の発展に寄与する。

⑫看護者は，より質の高い看護を行うために，看護者自身の心身の健
康の保持増進に努める。

⑬看護者は，社会の人々の信頼を得るように，個人としての品行を常
に高く維持する。

⑭看護者は，人々がよりよい健康を獲得していくために，環境の問題
について社会と責任を共有する。

⑮看護者は，専門職組織を通じて，看護の質を高めるための制度の確立に参画し，よりよい社会づくりに貢献する。

3. 患者の意思決定

（1）権利としての自己決定
①自分で決めることと委ねること

　私たちは日々，「何を着て出かけようか」「何を食べようか」など，さまざまなことを自分自身で決め行動している。それは，あまりにも当たり前のことだと感じるかもしれない。しかし，何をどのように注文すればよいのかもわからない高級レストランに初めて足を踏み入れたときなど，とりあえずオススメのメニューは何かと聞き，「ではそれを」と注文することがある。何が良く，何が他と違うかがわからなければ，自分自身で選び決定することが難しいので，誰かにお伺いを立てて決めてもらうのである。

　私たちが何かを選び決めようとする場合，決めようとする事柄に関して具体的な情報が得られていないと，判断材料がないために決めることが難しくなる。確かに，「ドレニシヨウカナ」といった方法で闇雲に選ぶことができないわけではない。しかし，より良い選択をしようと思えば，具体的な情報を吟味したうえで決定することが不可欠だ。たとえば，レストランを選ぶときの口コミ評価や，傘を持って出かけるかどうかを決める際の降水確率，どちらの服を着ていくかを決める場合の誰に会うかという予定などは，選択を行ううえでの重要な具体的情報源である。しかし，選択すべき事柄がより高度で専門的な内容になればなるほど，具体的な情報の意味を理解することが難しくなり，より詳しく知る人物などに判断を委ねる傾向が強くなるのである。

②情報・判断・決定

　新聞に，とある病院で乳がんを告知された女性の記事が載っている（毎日新聞 2015.02.10.「がん社会はどこへ　第 1 回」）。その女性は病院で診察を受けた後，両側乳がんで全摘出手術が必要と診断され，すぐに手術の手続きをするように言われたという。しかし，全摘出の理由や治療方針などの詳しい説明もなく不安になった女性は，家族との相談や他の開業医によるセカンドオピニオンなどを受けた後，病院再訪時に手術の断りを告げた。すると，主治医からは何の説明もないまま，同意書に署名をするようにと，看護師を通じて一枚の紙が渡されたという。その紙には，今後乳がんの治療に関しては，転移や病状が悪化するようなことがあっても，そこの病院では一切治療を受けないことに自己意志によって同意する，といった文章が書かれていたという。

　医療の世界において，パターナリスティックな関係が構築されてきたことは前述したとおりである。そのため医療の世界には，治療に関しては患者が医師にお伺いを立てるという役割関係が形成されてきた。そして，そうした力関係の中で，患者に対して具体的な情報が示されないままに治療法が決められることや，高度で専門的な情報がわかりやすく噛み砕かれることなく提示されることなどが，ごく普通のこととして行われてきた現実がある。新聞記事のケースも，力関係に胡座をかく医療者の姿とみえなくもない。しかし，患者を中心とする医療へと舵が切られていく中で，医療における自律（autonomy）が謳われるようになり，他者からの干渉や強制を受け入れるのではなく，自分の価値観や信念に基づいてみずからの身体や人生に関する事柄を選び決めていくことの重要性が指摘されるようになっている。

　他者に決断を委ねることが悪いわけではない。レストランのように，そうした選択をする人がいてもよい。しかし，自律的な決定をすること

は患者の権利であり，また患者が自律的な決定をすることを尊重し支援することは医療者の重要な責務であることを忘れてはならない。すなわち，お伺いを立てるという役割関係を自律の阻害と捉え，みずからの信念と価値観によって選択していくにせよ，支配力に依存し保護されることを求めてお伺いを立てる選択をするにせよ，患者が判断を下すうえで十分な理解に足る情報が提供され，そのうえでどのような道を選ぶかという患者自身の選択ができる権利が護られていることが重要なのである。

（2）意思決定のタイプ

　保健医療における意思決定は，その主体の違いによって３つのタイプに分類することができる。第1は，医師が中心となって治療法などを決めるパターナリズムに基づくタイプである。患者に高度で専門的な医療に関する内容を説明してもわからない，患者に意思決定する能力がないといったスタンスから，医師による決定が伝えられるタイプである。第2は，医師と患者とが話し合いによって協働しながら意思を決定するタイプである。医師が患者に対して必要な情報の提供を行う一方，患者はセカンドオピニオンなどを含め，意思決定に必要な情報を独自に収集し，さまざまな情報を医師と共有する中で患者の利益を最大限とするべくともに意思決定をしていくタイプである。そして第3は，患者自身が主体的に意思を決定するタイプである。これは，患者自身が医師からの情報やその他の情報を集め，患者自身が独自に判断し意思を決定していくタイプである。

　残念なことではあるが，患者となるわれわれがどのような医療者と関わることになるのかを，選ぶことができない場合は多い。ときに，協働することが難しい医療者に遭遇することがないともいえない。患者自身

が，選択のその場その場においてどのようなタイプでの意思決定を心地よいと感じるかは，人により，また選択する内容や状況によっても違うだろう。いずれのタイプによる選択を患者が下すにせよ，医療の中心である患者自身にしっかりとした情報が届けられたうえで，納得できる意思決定のプロセスに進める状況が整えられていくことが大前提であることに変わりはない。

（3）インフォームド・コンセント

　患者ないしは被験者に対して行われる検査や治療，実験などに関し，医療者や研究者が事前に十分な説明を行うことで具体的な情報を提示し，患者や被験者がそれを理解したうえで同意，選択，または拒否という意思表示を行うことを，インフォームド・コンセント（informed consent）という。すなわち，インフォームド・コンセントには，対象者への十分な説明，対象者の理解，対象者の同意，そして対象者の同意能力，という要素が含まれていることになる。同意能力とは，対象者が説明を理解し判断するとともに，みずからの意向や希望を医療者や研究者に表明することができる能力のことである。しかし，たとえば認知症の高齢者に対する治療を行う場合など，インフォームド・コンセントの前提となる対象者の同意能力が低いために，選択や判断に関して対象者が不利益を被りかねない場合がある。こうした場合には，たとえば家族や後見人などの代諾者が患者に代わり意思表示をすることが求められる。ただしその場合にも，対象者である本人を交えて説明がなされなければならない。本人に同意能力がないからといって本人に対しての説明がなされなくてよい，ということではない。こうした考え方は，近年小児科領域で求められるようになっているインフォームド・アセントの考え方に通じている。

（4） インフォームド・アセント

　パターナリズムという言葉は，ラテン語で父親を表すパテル（pater）という言葉からきている。つまり，父と子の関係にみられるような父権主義を表している言葉なのである。かつての日本において父親は非常に厳格な存在であり，子どもは父親に対して絶対的な服従が求められていたといっても過言ではない。子どもは親の所有物のように扱われ，独自の人格をもつ存在とは考えられていなかったといってもいいだろう。そして，そうした親子の関係性に関する負の遺産が，今日の医療現場における親子関係にも影響を与えているのである。それは，子どもの治療に関しては医療者と親とが決定し，子ども自身が子どもを主体とした説明を受けることなく検査や治療が行われていくといった状況である。しかし，1989 年に国際連合が「児童権利条約」を採択して以降，わが国の医療現場においても，子どもの発達に合わせた適切な方法で，子どもが納得できる説明がなされるようになってきている。そして，小児患者の治療に際しては親や保護者だけを対象としたインフォームド・コンセントを得るのではなく，患者本人である子どもに対しても，治療に関する説明と同意の取得を行う「インフォームド・アセント」という考え方が浸透してきている。

（5） インフォームド・コンセントからインフォームド・チョイスへ

　わが国におけるインフォームド・コンセントの歴史はさほど古くはなく，1997 年の医療法改正に際し，患者に適切な説明を行い，理解を得ることが医療者の努力義務であると位置づけられたことに始まるといわれる。しかし近年，インフォームド・コンセントが説明義務を果たしたという医療者の既成事実作りと化しているとの批判もある。たとえば，「患部はこういう状態なので，こういう処置をしますがいいですね。」と医師

が説明をすれば，患者は「はい」と答えるに違いない。ある意味，他に答えようがないからだ。しかし，医師はこれで説明のうえで同意を得ていると言うかもしれないが，患者の側からすれば一つの治療法を具体的な説明もなく押し付けられていると受け取れなくもない。患者に不全感が残るインフォームド・コンセントでは，本来のあるべき姿とはいえないだろう。

　インフォームド・チョイスとは，医療者から患者に選択肢として考えられる可能な限りの治療方法や手段が，そのメリット・デメリットとともに十分に説明され，どの方法を受け入れるかに関しては患者自身がみずからの意思で決定していくことをいう。つまり，インフォームド・コンセントをさらに推し進めた考え方であるといえる。ただし，インフォームド・チョイスが行われるためには，医療者の高いスキルと経験とが求められる。また，患者自身がみずからの責任において意思を決定すべく，情報を吟味，分析する努力も求められるだろう。医療者も患者の側も，下された選択に対して不全感を抱くことなく，両者が納得のうえで治療が進められることが常に求められていかなければならない。

（6）意思決定の支援と義務
①医療者の支援

　患者がよりよい意思決定を行うためには，たとえば治療法に関するメリットとデメリットのような，判断を下す事柄に関する具体的かつ幅広い情報が必要となる。担当の医師から勧められる方法についての詳しい説明を聞くことはもちろんのこと，別の医師にセカンドオピニオンを聞く，同じ疾患を患う人の体験談を読む，他の医療専門職の考えを聞く，ネットなどで情報を得るなど，情報収集の方法はさまざまであろう。医療者は，患者がさまざまなリソースから情報を得ようとする行為を阻害

してはならない。また，情報をもとにどのような意思決定を下そうかと考える患者に対し，真摯に向き合うことも必要となる。仮にそれがみずからの勧める方法と違うものになったとしても，医療者として患者の利益が最大限になるよう努めることが，意思決定に関わるうえでの重要な医療者の支援といえるだろう。

②コンプライアンスとアドヒアランス

　たとえば，ある薬を用いることに患者の同意が得られたとすると，医療者は処方した指示どおりに患者が薬を服用することを期待する。患者が適切な方法を守り療養していくことが，患う疾患を癒し，回復につながると考えるからであり，ひいてはそれが患者の利益になると考えるからである。しかし，医療者の期待が常にかなうとは限らない。たとえば，朝，昼，夕と1錠ずつを2週間服用するという指示であったとしても，1週間だけ続けた後に服用しなくなってしまうということも，ないわけではない。こうした，医療者の指示を指示どおり守らない患者のことを，「コンプライアンスのない」患者，と表現することがある。つまり，コンプライアンスとは，「指示に従うこと」を意味している。

　しかし，こうした表現は医療者からの一方的な表現であり，コンプライアンスが悪いことの責任をすべて患者に帰すような表現だと批判を受けた。たとえば，朝，昼，夕の服用という指示も，夜勤専門の仕事をしている人であれば，昼の薬を飲み忘れることがあるかもしれない。苦味がひどく，服用するたびに気分が悪くなることがあるのかもしれない。だとするならば，コンプライアンスが悪いことの原因がすべて患者にあるとはいえないはずであり，医療者としても考慮すべきことがそこにはあるはずである。そこで，適切な療養方法を継続して行うことができない患者に対し，治療方針の検討段階から積極的に関与してもらい，どのようなスケジュールならば継続が可能かなども含め治療の主体として関

わってもらい，患者が納得した療養方法をみずからの意思と責任で守ることが大切であるとの考え方が広がっている。こうした考え方をアドヒアランスと呼ぶ。まさに，患者がもつ権利に対する患者の義務として，いかに医療に関わっていくのかを表しているといえるだろう。

学習課題

1. 医療の中にあるパターナリズムについて，具体的な例を考えてみよう。
2. 日本看護協会のウェブページにある看護倫理綱領と解説（http://www.nurse.or.jp/nursing/practice/rinri/rinri.html）をじっくりと読んでみよう。
3. 患者の権利を護る看護者の役割とは何か，考えてみよう。

参考文献

・中山和弘ほか（編）：患者中心の意思決定支援，中央法規，2012
・盛永審一郎ほか（編）：看護学生のための医療倫理，丸善出版，2012
・隈本邦彦：ナースが学ぶ「患者の権利」講座，日本看護協会出版会，2006
・岩田健太郎：医療につける薬，筑摩書房，2014
・竹端寛：枠組み外しの旅，青灯社，2012

8 | 看護学対象論

三笘　里香

《**目標＆ポイント**》　看護の対象を捉える視点として，ライフサイクルと環境を取り上げる。ライフサイクルの視点から生涯にわたる成長・発達を段階的に捉えることを学ぶ。また，人間の健康は環境の影響を受け，人間は環境との相互作用を通して変化していくことを学ぶ。

《**キーワード**》　ライフサイクル，ライフステージ，生涯発達，人間対人間，看護の心，ヒューマン・ケアリング

1. 看護におけるライフサイクル

　看護は，あらゆる年齢の人を対象とし，人間の一生に関わる。ライフサイクルという用語は，生物学ではヒトが生殖によって次の世代を残す，世代ごとに繰り返される発生・成長の過程という意味で用いられ，心理学では人生をいくつかの段階に分けてそれらの総称として用いられる。看護では生物学および心理学の視点から人間のライフサイクルを捉える。看護の対象である人間を理解するためには，人間のライフサイクルにおける成長・発達過程，ライフサイクルの各段階の特徴について理解しておく必要がある。

（1）発　達

　発達とは，「個体が時間経過に伴ってその心的・身体的機能を変えてゆく過程。遺伝と環境とを要因として展開する（広辞苑）」ことを意味する。この定義より，発達は遺伝と環境の影響を受けて起こる現象といえる。

成長は，身長・体重などの変化，身体の測定可能な側面であり，主に身体の組織，器官，構造および系統が増大することをいう。形態的な変化を成長，機能的な変化を発達としているが，形態と機能の変化は相互に関連しているため，成長・発達と一つの用語として用いられることが多い。

（2）成長・発達の原則

①順序性・方向性

進化の過程で獲得してきた遺伝的なもので，機能の発達には順序性がある。首がすわる，寝返り，座る，這う，つかまり立ち，ひとり立ち，ひとり歩きの順序で機能は発達する。

成長・発達は，頭から足の方向へ，身体の中心から末梢へ，全体から特殊へと進む。

②速　度

リチャード・E・スキャモンは，身長，体表面積，体重等の身体全体の発育パターンを一般型，脳重量，小脳，眼球等の発育を神経系型，リンパ様組織，胸腺の重量の発育をリンパ系型，生殖組織に関する内臓の発育を生殖器系型とし，ヒトの身体所属性を大きく4つのパターンに分類し，成人値を100％として20歳までの変化をグラフ化した（**図8-1**）。これは臓器・組織別に，時期により成長・発達の速度が異なることを示している。

③臨界期

ある器官や機能の発達には決定的に重要となる時期があり，この時期を臨界期という。妊娠初期に風疹に感染すると，先天性奇形をもって生まれてくるなどである。

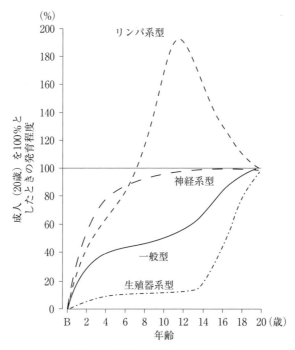

図8-1 スキャモンの発育曲線

[Scammon RE：The Measurement of the Body in Childhood. In Harris JA et al (eds), The Measurement of Man, University of Minnesota Press, Minneapolis, MN, 1930. Fig. 3-3 Scammon's curve of Systematic growth より作成　Copyright 1930 by the University of Minnesota, Arranged through Japan UNI Agency, Inc., Tokyo]

④個人差

　人間の発達は遺伝と環境の影響を受けるため，個人差がある。

　人間の成長・発達には以上のような原則があり，人間の誕生には特殊性がある。人間は，その脳サイズから予測されるよりも約1年間早く，未熟な状態で生まれる。この現象は生理的早産と呼ばれる。人間が二足歩行をするために骨盤幅が狭くなったこと，脳が増大化したことが生理

的早産の理由と考えられている。人間は生後しばらくの間，自力で生きていくことができないため，親や周囲の人に保護されながら成長・発達していく状態にある。

（3）人間の発達理論

　人間の発達には，身体的側面だけでなく，心理・社会的側面の発達にも特徴があり，それらの特徴によっていくつかの段階に区分したものを発達段階という。

　人間の身体的発達について，リチャード・E・スキャモンは20歳を発達の頂点とみなし20歳を100％として誕生からの変化を示し，ネイサン・W・ショックは30歳を100％として生理機能が低下する変化を示した（**図8-2**）。こうした成長曲線の頂点はほぼ20歳から30歳の間と仮定され，それに基づいて人間の発達の研究が行われた。ジャン・ピアジェは生物学的な発達モデルを基礎とし，乳幼児から青年期までの認知的発達を示した。その後，成長・発達は生涯全体を含むという発達概念が拡大し，生涯に焦点をあてた発達理論を示したのがロバート・J・ハヴィガーストとエリク・H・エリクソンである。

①ピアジェの認知発達理論

　ジャン・ピアジェは，認知に焦点をあて，認知発達理論を展開した。認知は，4つの段階を経て発達することが示されている。

　a）感覚運動期（0〜2歳）：物や身体への反応として同じことを繰り返すという循環反応，対象が視界から見えなくなっても存在し続けるという，対象の永続性の獲得が特徴である。

　b）前操作期（2〜7歳）：目の前にないものを思い浮かべる表象機能を獲得する。自分の見ている視点を離れられない「自己中心性」が特徴であり，自分以外の視点に立つことができない。

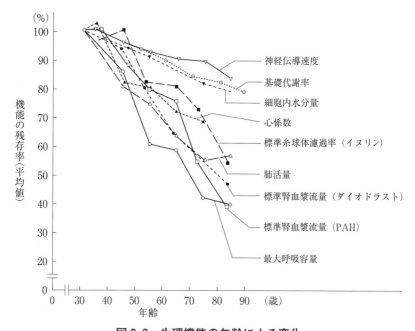

図 8-2　生理機能の年齢による変化

［Shock NW：Physical activity and the "rate of ageing". Can Med Assoc J 96：836-840, 1967. Fig. 6 より作成　Copyright 1967 by Canadian Medical Association, arranged through Japan UNI Agency, Inc., Tokyo］

ｃ）具体的操作期（7〜11 歳）：保存の概念を獲得し，特定の対象を，高さ，重さ，あるいは体積といった次元に基づいた順序づけが可能になる。具体的に理解できるものは論理的思考が可能になる。

ｄ）形式的操作期（11 歳以上）：子どもの認知は大人と同じレベルに達する。抽象概念の理解，系統的な仮説検証が可能になる。

②ハヴィガーストの理論

　ロバート・J・ハヴィガーストは，発達課題を初めて提唱した。発達課題を「個人の一生のそれぞれの時期で求められる課題であり，それに成

功すれば，次の発達段階での幸福と課題の成功がもたらされ，失敗した場合には，その個人は不幸になり，社会的な否認と次の発達段階での課題の難しさをもたらすような課題である」とした[1]。幼児期から老年期までの人生を 6 段階に分類し，それぞれの時期での課題を取り上げた(**表 8-1**)。

　ハヴィガーストの発達課題における決定因子には，3 つのことが考えられている。1 つは身体的な成熟であり，子どもがある年齢に達すると，ほとんど同じような行動をとり始める。2 つ目は社会的期待であり，周囲の人びとは，子どもがある年齢になると，それにふさわしい行動をとることを求めるようになる。3 つ目は自発性であり，積極的に自からあるタイプの行動をとるようになる。

③エリクソンの理論

　エリク・H・エリクソンはフロイトの精神分析理論の一部を受け継いでいるが，フロイトがイド（本能）を対象にしていたのに対し，エリクソンは自我を重視し，その発達を理論化した。人間の発達は前段階の発達のうえに次のより高次の発達が生じ，前段階の低次の発達が達成されなければ，次の段階の健全な発達は生じないという，漸成的順序に従う。個人の発達は社会との相互作用で起こるということに着目した心理・社会的側面を重視し，人間の一生を 8 つの発達段階に分けた（**表 8-2**）。各発達段階には「同調的（syntonic）」と「非同調的（dystonic）」といった対立する心理・社会的危機があり，その心理・社会的危機を克服することで成長，強さおよびコミットメントを生み出すことになる。非同調的な傾向を弱めてしまおうとするあまり，同調的なほうに重きをおきすぎ発達させすぎる傾向がある場合，その結果としてなんらかの不適応が起きる。反対に，同調的な傾向の喪失をおそれるあまり非同調的なほうを誇張しすぎる場合は，その結果，悪性傾向へと向かい，病的障害が生じ

表 8-1　ハヴィガーストの発達段階と発達課題

幼児期と早期児童期

1）歩行の学習
2）固形食摂取の学習
3）話すことの学習
4）排泄を統制する学習
5）性差と性的慎みの学習
6）社会や自然の現実を述べるための概念の形成と言語の学習
7）読むことの準備
8）善悪の区別の学習と良心の発達の始動

中期児童期

1）通常の遊びに必要な身体的技能の学習
2）成長する生体としての自己に対する健全な態度の獲得
3）同年代の友人とうまくつきあうことの学習
4）男子あるいは女子としてふさわしい社会的役割の学習
5）読み・書き・計算の基礎的技能の発達
6）日常生活に必要な概念の発達
7）良心・道徳性・価値判断の尺度の発達
8）個人としての独立の達成
9）社会集団と制度についての態度の発達

青年期

1）同年代の男女と新しい成熟した関係の構築
2）男性あるいは女性の社会的役割の獲得
3）自分の身体の受容とその有効な使用
4）両親や他の大人からの情緒的独立の達成
5）結婚と家庭生活の準備
6）職業につく準備
7）価値観と倫理体系の習得
8）社会的に責任ある行動の追及とその獲得

早期成人期

1）配偶者の選択
2）結婚相手との生活の学習
3）家族をつくる
4）育児
5）家庭の管理
6）職業の開始
7）市民としての責任の達成
8）適した社会集団への参加

表 8-1　つづき

中年期
1）十代の子どもが責任ある・幸福な大人になれるように援助
2）大人としての市民的・社会的責任の達成
3）職業生活での満足のいく地歩の確立とその維持
4）大人としての余暇活動の充実
5）配偶者と人間としての結びつきの達成
6）中年期の生理的変化の受容とそれへの適応
7）老いてゆく両親への適応

老年期
1）体力と健康の衰退への適応
2）退職と収入の減少への適応
3）配偶者の死に対する適応
4）同年齢集団の人との親密な関係の確立
5）社会的役割への柔軟な適応
6）満足のいく住宅の確保

［ロバート・J・ハヴィガースト：ハヴィガーストの発達課題と教育，児玉憲典ほか（訳），川島書店，1997 をもとに作成］

る可能性がある。エリクソンは，「不適応」あるいは「悪性傾向」に向かわないためには「同調的」と「非同調的」のバランスが重要であることを示している。

　各発達段階の心理・社会的危機である「同調的」と「非同調的」との葛藤・緊張を克服して獲得される基本的強さをみていく。

　a）乳児期：「基本的信頼」対「不信」という葛藤が人生に対する希望の土台をつくり上げるのに役立ち，これは生まれて最初に出会う母親的養育者によって目覚めさせられなければならない。

　b）幼児期初期：「自律性」と「恥・疑惑」の性向を形成する時期で，この2つが一緒になって意志の基本的強さの芽を確立する助けをする。

　c）遊戯期：「自主性」と「罪悪感」の感覚のバランスの発達をうなが

表8-2 エリクソンの[図式]

発達段階	A 心理・性的段階と様式	B 心理・社会的危機	C 重要な関係の範囲	D 基本的強さ	E 中核的病理 基本的な不協和傾向	F 関連する社会秩序の原理	G 統合的儀式化	H 儀式主義
I 乳児期	口唇-呼吸器的、感覚-筋肉運動的(取り入れ的)	基本的信頼 対 基本的不信	母親的人物	希望	引きこもり	宇宙的秩序	ヌミノース的	偶像崇拝
II 幼児期初期	肛門-尿道的、筋肉的(把持-排泄的)	自律性 対 恥、疑惑	親的人物	意志	強迫	「法と秩序」	分別的(裁判的)	法律至上主義
III 遊戯期	幼児-性器的、移動的(侵入的、包含的)	自主性 対 罪悪感	基本家族	目的	制止	理想の原型	演劇的	道徳主義
IV 学童期	「潜伏期」	勤勉性 対 劣等感	「近隣」、学校	適格	不活発	技術的秩序	形式的	形式主義
V 青年期	思春期	同一性 対 同一性の混乱	仲間集団と外集団:リーダーシップの諸モデル	忠誠	役割拒否	イデオロギー的世界観	イデオロギー的	トータリズム
VI 前成人期	性器期	親密 対 孤立	友情、性愛、競争、協力の関係におけるパートナー	愛	排他性	協力と競争のパターン	提携的	エリート意識
VII 成人期	(子孫を生み出す)	生殖性 対 停滞性	(分担する)労働と(共有する)家庭	世話	拒否性	教育と伝統の思潮	世代継承的	権威至上主義
VIII 老年期	(感性的モードの普遍化)	統合 対 絶望	「人類」「私の種族」	英知	侮蔑	英知	哲学的	ドグマティズム

[エリク・H・エリクソン、ジョーン・M・エリクソン:ライフサイクル、その完結、増補版、村瀬孝雄ほか(訳)、p34、みすず書房、2001より作成]

す。物の世界での玩具の使用や空想の世界から，一連の理想化された目標が，さらには最終的な決意の力が出現する。

　d）**学童期**：「勤勉性」対「劣等感」という葛藤に直面する。劣等感に弱められることなく，仕事を完成させる器用さと知性を自由に用いることができる才能が身につく。

　e）**青年期**：「自我同一性（アイデンティティ）」の感覚の発達と「自我同一性の混乱」との相互作用との間の葛藤がある。この葛藤を克服すると，「自分は何者か」という自分自身の考えを持つようになり，アイデンティティが確立し，忠誠という感覚が現れてくる。

　f）**前成人期**：この時期の課題は，「親密性」を獲得し，「孤独」を回避することである。ここでいう親密感とは自分のアイデンティティとほかの誰かのアイデンティティとを融合する能力をいい，この親密さの発達が結婚を可能にする。課題を達成することにより，基本的強さとしての愛を獲得する。

　g）**成人期**：親となる時期であり，心理・社会的葛藤は「生殖性」対「停滞性」である。ここでいう生殖性とは，世代から世代へと生まれていくものを発展させるように援助し，責任をとることを意味する。一方，停滞性は，生殖的活動の活性を失った人たちの心全体を覆うものである。この葛藤を克服することによって獲得される力は世話であり，これまでに大切にしてきた人や物の面倒をみる，より広範な関与を意味する。

　h）**老年期**：心理・社会的葛藤は「統合」対「絶望」である。老年期には，加齢に伴い身体機能および認知機能が低下し，社会的には仕事からの退職や役割からの引退などの喪失体験，人生に対する後悔など，絶望に向かう要素が数多くある。これまで歩んできた人生の過程での心理・社会的課題をうまくまとめ，それらを現在の老年期の発達と関係づけて統合しようとしている。葛藤を克服して獲得されるのは英知である。

英知とは，死そのものに向き合う中での，生そのものに対する聡明かつ超然とした関心である。老年期では「統合」対「絶望」の葛藤を克服するというよりは，これら全体を受容していく過程が統合であるといえる。

2. 人間と環境

人間の健康は環境の影響を受け，人間は環境と相互作用しながら変化していくのである。看護の対象を捉える視点として，環境の変化に対する生体の反応について，ホメオスタシス，ストレス反応についてみていく。

（1）ホメオスタシス

ホメオスタシスとは，ストレスになりうる外部の環境変化に対し，生体の内部環境を一定に維持しようとする，生物に備わったシステムのことであり，健康を定義する重要な要素でもある。アメリカの生理学者ウォルター・キャノンが，ギリシャ語の「homeo（同一の）」と「stasis（状態）」を合成して命名した造語で，日本語では生体恒常性と訳される。生体の恒常性を保つためには，変化した状態を元に戻そうとする働きが必要になる。人間は体温，血圧，血糖値などを一定に保ち，病原菌を排除することで健康を維持している。そこには体の働きを調整する自律神経系，ホルモン分泌をコントロールする内分泌系，病原菌から体を守る免疫系の3つが重要な役割を果たしている。

体温を例にあげると，ヒトは恒温動物であり，体温はおよそ36℃から37℃の間に保たれており，外気温が低いと交感神経の働きで皮膚の毛細血管収縮，立毛筋収縮により放熱を抑え，身体が震えることにより熱産生が増加，体温が上昇する。外気温が高いと，副交感神経の働きで皮膚の血管拡張による皮膚温上昇，発汗に伴う水分蒸発により熱放散が増大

し，体温を低下させる。また，ホルモンも体温の調節に関わっている。

　体内や体外からの侵襲刺激を受けると，それに対応してホメオスタシスを維持し続けようとするが，ときにはホメオスタシスを維持し続けられなくなり，ついにはそれに破綻をきたすことがある。キャノンは，ストレスを寒冷，酸素不足，低血糖などの条件下で身体の平衡状態が乱れた状態であるとした。

（2）ストレス
①ハンス・セリエのストレス学説

　工学・物理学分野において，歪みを意味する言葉として使用されていたストレスという用語をハンス・セリエは生体に用いた。生体になんらかの歪みを起こさせる刺激がストレッサーであり，セリエ[2]はストレスとは，生体のいかなる要求にも対応する非特異的応答のことである，と述べている。

　セリエは，ストレッサーに曝露された生体は，副腎皮質肥大，胸腺・脾臓・リンパ節の萎縮，胃・十二指腸の出血と潰瘍といった共通の症状をきたすことを明らかにし，これらの症状を全身適応症候群（General Adaptation Syndrome：GAS）と名づけ，ストレスと身体の疾患・健康状態との関係を解明しようとした。ストレッサーに曝露されたときの生体の反応を，抵抗力を一つの指標として経時的に模式図として示した（**図8-3**）。ストレッサーに対して神経系と内分泌（ホルモン）系の反応を起こし，恒常性を維持しようとするストレッサーに対する適応が形成される以前のショック相からショックに対する積極的な防衛反応が強く出現して抵抗力も増加へと転じる反ショック相までを「警告反応期」，ストレッサーに対して生体の適応ができている状態を「抵抗期」，強いストレッサーに長期間さらされたため適応に必要なエネルギーを消耗し尽く

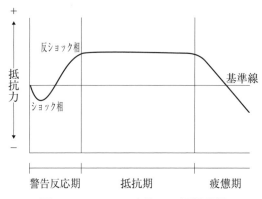

図 8-3　ストレス応答の 3 相期過程

[ハンス・セリエ：現代社会とストレス［原書改訂版］，杉靖三郎ほか（訳），p115，法政大学出版局，1988 より作成]

し，適応反応の維持が困難になった状態を「疲憊期」とした（**図 8-3**）。疲憊期の最終段階では生体は抵抗力を喪失し，死にいたる。

②ラザルスとフォルクマンのストレス・コーピング理論

　リチャード・S・ラザルスとスーザン・フォルクマンは，心理的なストレスとは人間と環境との関係であり，人的資源に負担を負わせたり個人の資源を越えたり，また個人の安寧を危険にさらしたりするものとして，個人が評価する人間と環境の関係から生じるものである[3]，とした。

　心理的ストレスは人間と環境との間の特定な関係であり，ストレスを多くの変数，過程からなるものをまとめた総称と考え，互いに影響し合うシステムとして捉えている。認知的評価の結果をもとにコーピング（対処）を行い，適応にいたるという一連の過程を理論的枠組みとした（**図 8-4**）。

　原因となる先行要因とは，ストレス評価の重要な決定要因で，個人要因と環境要因がある。

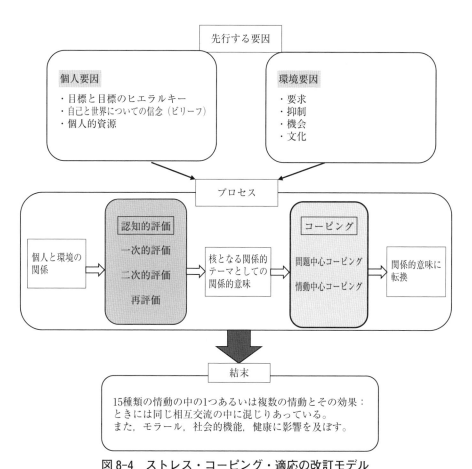

図 8-4　ストレス・コーピング・適応の改訂モデル

［リチャード S. ラザルス：ストレスと情動の心理学—ナラティブ研究の視点から，本明寛（監訳），
p239-240，実務教育出版，2004 より作成］

　認知的評価は，一次評価，二次評価，再評価から構成される。一次評
価はストレッサーの重要性の評価であり，「無関係」「無害—肯定的」「ス
トレスフル」の 3 種類に区別される。二次評価は，一次評価でストレス

フルと評価された状況に対して，何ができるか，というコーピングの選択である。再評価は，環境からのさまざまな新しい情報や，自分自身の反応から得た情報に基づいて変えられた評価である。

　コーピングを「人の資源に負担をかけたり，過重であると判断される特定の外的または内的欲望を管理するために，常に変化している認知的・行動的努力」と定義している。コーピングには，情動中心コーピングと問題中心コーピングがある。情動中心コーピングは，情動的な苦痛を低減させるために，回避，最小化，遠ざかる，注意をそらす，などのやり方が含まれている。問題中心コーピングは，ストレスフルな状況を変化させるために直接ストレッサーに働きかけたり，積極的に情報を得ようと努力することである。二次的評価において，ストレスフルな状況を自分で変えることができないと評価されたときに情動中心コーピングが優勢となり，自分の力で変えられると評価されたときに問題中心コーピングが優勢となる。

　コーピングは8つのコーピング要因，「対決的対処」「距離をおくこと」「自己コントロール」「ソーシャルサポートを求めること」「責任の受容」「逃避—回避」「計画的問題解決」「ポジティブな再評価」に分けてアセスメントできる。ストレスフルな状況下でとられるコーピングは1種類とは限らず，利用可能なものは組み合わせて使用される。適応のためには，状況に合わせてコーピングを柔軟に用いることが重要である。

3. 看護の実践者が身につける力

　第1回授業「看護学原論」において述べた，看護の実践者が身につけることが求められる力についてみていく。

　「看護学対象論」で取り上げた，看護の対象を捉える視点としてのライフサイクルと環境は，対象となる人を全人的に捉えるために必要な知識

である。ライフサイクルに関する理論を看護が活用することで，患者が人生のどの段階にいるのかを理解でき，誰もがその段階で直面する課題なのか，特別な状況にあるのか，を判断し，看護につなげることが可能となる。また，発達段階の先行の段階と後続の段階との関連において把握すること，その人の一生の生活史の視点をもつことが重要である。

　また，ライフサイクルと環境は「根拠に基づき看護を計画的に実践する能力」に含まれる，健康レベルを成長発達に応じてアセスメントするために必要な知識である。看護の対象となる人間の成長発達に応じた身体的な健康状態および精神的状態，環境と健康状態との関係，対象の成長発達段階に応じた変化を捉え，包括的にアセスメントできることが求められる。この章では，アセスメントに必要な知識の一部を取り上げたにすぎない。これから履修する科目で学ぶだけでなく，必要な知識は主体的に学ぶことが望まれる。

学習課題

1. ライフサイクルにおける各段階の特徴について，複数の視点から整理してみよう。
2. ホメオスタシスとは何か，高齢者を対象として，環境との関係から説明してみよう。
3. 自身がこれまでに体験したストレスについて，ラザルスとフォルクマンのストレス・コーピング理論を用いて説明してみよう。

引用文献

1) 菊池章夫：発達課題再見：H さんを読み直す．菊池章夫ほか（編），社会化の心

理学/ハンドブック　人間形成への多様な接近，p 45-58，川島書店，2010

2) ハンス・セリエ：現代社会とストレス［原書改訂版］，杉靖三郎ほか（訳），p 83，法政大学出版局，1988

3) リチャード・S・ラザルス：ストレスと情動の心理学──ナラティブ研究の視点から，本明寛（監訳），p 239-240，実務教育出版，2004

9 | 看護過程と看護判断

山内　豊明

《**目標＆ポイント**》　看護過程は，看護実践を看護者が行う看護の過程（プロセス）とするとらえ方であり，大別して，科学的な問題解決法を応用した思考過程の筋道という意味で用いられている場合と，看護者と看護の受け手との相互作用のプロセスという意味で用いられている場合がある。本章では前者の看護情報に基づく問題解決のための分析的アプローチ法として，看護をする者が，何を問題としてとらえ，どのような判断をし，どのような活動を行っているのか，について考察する。

《**キーワード**》　看護過程の概念，看護過程の構成要素，看護理論と看護過程

---

1. 看護過程：看護の進め方〜身近なことになぞらえて〜

　何かことを進める際には，全体としてどのように進めるであろうか。まずことを進めたいという思い（モチベーション），あるいは進める必要（必然性）があるかどうかの検討である。必要とあらば何をすべきかを定める必要（目標の明確化）があろう。それは，現状はどうなっていて（現状把握），どうなるべきか（ゴール設定）の入り口と出口を明確にすることである。これらが定まれば，どこをどう進むべきか（方法と段取り）はおのずと定まってくるであろう。

　看護過程は，看護情報に基づく問題解決のための分析的アプローチ方法である。その中で看護職がどのような判断をし，何を問題としてとらえ，どのような活動を行っているのかについて，以下のように例と比較しながら考えてみたい。

　身近な「食事」にたとえてみよう。まずは食事をしたいか，あるいは食事をする必要があるかの吟味から始まるであろう。とくに食べたくない，あるいは食べる必要がないならば無理に口に食べ物を放り込む必要もなかろう。何か食事をしたい，あるいは食事をする必要があるならば，どのようなもの，あるいは具体的に何を食べたいか，食べるべきかを明確にしなければ先へは進まない。食べたいもの，あるいは食べるべきものがはっきりすれば，それによって何をどう準備するかも決まるであろう。過不足なく準備をし，目的の品として美味しく出来上がるように調理をする。そして出来上がった品を味わい，その出来ぶりを次のよりよい食事へと反映させるように心がけるであろう。

　食事も，つくり手がつくりたくてつくったので食べざるをえない，というのは本来ではなかろう。看護ケアの出発点は，まずは患者が望むこと，あるいは患者に必要とされていることは何かの吟味からである。看護者がしたい看護ではなく，患者がしてほしい看護，どうしても患者に提供せざるをえない看護，という立ち位置であるべきである。

　そして料理全体をどう進めるかは，臨床場面で看護職がどうケアを方向づけるかに相当するであろう。料理といっても和食なのか，中華なのか，フレンチなのかによって全体の進め方もさまざまなパターンがある。和食なら，先付けから始まって汁物は最後であるが，フレンチならばスープは先のほうに供される。料理といっても，季節にあった料理，魚を用いた料理，お祝いの料理，などなどさまざまな分類の枠組みもある。であるからまずは何が食べたいのかを明確にすることが肝心である。看護ケア提供も，その方向性の明確化が一番大切である。そしてそれに見合った具体的なケア目標を明確化することは，具体的な献立を立てることに通じる。

　目指す料理を明確化し，具体的に献立を立てるとおのずと必要な食材

が定まってくる。何でもかんでも必要なわけではなく，不可欠な食材，あったら望ましい食材，なくても済む食材と区別がついてくるであろう。そのうえで，冷蔵庫を覗いてすでにストックしてあるものはあえて買い足す必要はないが，足りないものは買い物に出かけて入手しなければならない（場合によっては，まず先に冷蔵庫に何があるかを確かめて，それに基づいて献立を決めることもあろうが，その場合は必ずしも食べたいメニューになるとは限らない）。つまり何を目指して看護を展開するのかによって，必要となる食材＝情報に区別がつく。であるから何でもかんでも情報として収集すればよいわけでなく，過不足ない情報収集を進めることが要である。ましてや，とりあえずすべての食材を買い集めたからといって，いつの間にか美味しい品として出来上がっているなどということはない。あれも聞いたほうがよい，これも知っておいたほうがいいと，情報不足に怯えて無目的に情報収集することは，むしろ本当に必要なものが何かをわからなくしてしまう危険をはらんでいる。

　過不足なく食材を集めたら実際の調理に進む。何をつくるかによって調理の仕方は違い，調理の仕方は何をつくりたいかによっておのずと定まるものであろう。おでんをつくるならば大根は必要な食材であろう。でもそのまま鍋に入れて煮込むことはなく，それなりにふさわしい下ごしらえをするであろう。桂剝きにして面取りをし，隠し包丁を入れたら煮崩れせずに出汁がよく染み込むであろうが，大根おろしにしてしまったらみぞれ鍋になってしまう。このことは看護ケアでいうならば素材となる情報をふさわしく意味づける必要があることに通じるのである。

　一方，料理が違うからといって何でもかんでも調理方法が違うわけでもない。おでんをつくるにしてもブリ大根をつくるにしても，大根の下ごしらえの仕方はそうは変わらないものであろう。調理の基本は料理の献立を越えて普遍的なものも少なくない。つまり素材としての情報を収

集する技法自体に関しては何の目的のための情報素材なのかにかかわらず，共通の普遍的な進め方であることが多い。

　大根を大きく切りすぎたならばおでんを煮ているうちに火の通りが悪く，途中で大根を小さくし直す必要もあるかもしれないし，思いのほか水分が飛んでしまったならば出汁を追加することもあろう。おでんをつくっている様子を知って家族ががんもどきも食べたいなと言うのを聞き，具材を追加するかもしれない。十分に準備したつもりでも必ずしも予想どおりにはならないかもしれないので，調理の最中は鍋をよく見ていて，必要に応じて臨機応変に対応せざるをえない場面もあろう。看護ケアも最初からすべて完璧な計画で寸分違わず計画どおりに進むとは限らないし，新たな局面により途中で別の情報が必要になったり，それまでとは異なる関わり方が必要になってくることもある。その場に応じた臨機応変な判断というミクロなフィードバックは常に場面場面で行われているのである。

　そしておでんが出来上がったらいざ食事の時間である。今回の一連の段取りと進め方をレシピとして残すとともに，出来上がったおでんを楽しみながら，出汁がよくしみているねとか，大根はもう少し小さく切ったほうが食べやすいかも，などなどの声を聞き，次のより美味しいおでんづくりに反映させようとするであろう。看護ケアも提供しっぱなしではなく，提供した看護ケアがその場限りのものとならないように記録をきちんと残し，それがどのような成果（アウトカム）をもたらし，どのように次へつなげたらよいかを常に考え続けるであろう。これらによって，よりよい看護ケアへとつながっていくのである。

2. 看護過程の概念

　看護過程は，有効かつ効果的に看護を展開するための進め方・段取り

であり，臨床看護実践の方法論の一つである。日本看護科学学会は看護過程を「看護実践を看護者が行う看護の過程（プロセス）とする捉え方であり，大別して，科学的な問題解決法を応用した思考過程の筋道という意味で用いられている場合と，看護者と看護の受け手との相互作用のプロセスという意味で用いられている場合がある。」[1]としている。前者の科学的な問題解決法を応用した思考過程の筋道としての看護過程は，「5つのステップ（アセスメント，看護診断〔問題の明確化〕，計画立案，実施，評価）に分けられている場合が多く，これらのステップは互いに関連して動的に循環しらせん状に進む。看護の知識体系と経験に基づいて，人々の健康上の問題を見極め，最適かつ個別的な看護を提供するための組織的・系統的な看護実践方法の一つであり，看護理論や看護モデルを看護実践につなぐ。」[1]と概念規定している。さらにこの実践プロセスは顕在化している問題だけでなく，潜在化している問題や，今後予測される問題についても検討し，その問題の予防や解決に向けて系統的にアプローチするものである。また問題という言葉には必ずしもネガティブな克服すべきことだけを含むものでもなく，よりよい状態へ向かうための，向上に向かう課題も含むととらえるべきであろう。

　問題解決方法である「看護過程」は，医療ケアを必要とする人々の健康問題・課題に対する反応を看護の立場から組織的・系統的に分析し判断を下し，その問題・課題を解決するための対策を計画し，それを実施し，その結果・成果を評価しながら，よりよい問題解決を図るという一連の意図的な看護活動の筋道である。

　看護過程はあくまでも患者の問題解決を果たすために用いる枠組みであり，この看護過程を実際に運用するためには，この問題解決に関わる看護師自身の認識，知識，技能を必要とし，それらから正しく思考していくことがなされて初めて意味をなす。

つまり，あらかじめ敷かれたレールを盲目的に進むのではなく，その場面にふさわしい枠組みを選択・活用しながら，患者に現れている情報や患者を取り巻く状況などを，有効な手法を用いて正しい知識に照合しながら適切に認識していくことにより，患者個々にふさわしい看護ケア実践を方向づけ，実施していくものである。

3. 問題解決過程としての看護過程

看護過程は問題解決志向である。日本看護科学学会は「この思考過程には，クリティカル・シンキングが不可欠であり，看護学や近接領域の理論を用いる演繹的推論と，臨床状況の中で特定の患者（利用者）との直接的関わりから情報を統合する帰納的推論がある。医療の場では，効率化・システム化の流れの中で，看護診断分類名を用いる電子カルテを導入している施設もある。また，患者（利用者・クライエント）との情報共有，多職種との協働，在宅医療・福祉との連携の強化から，問題解決法という論理的な思考力の重要性が増している。」[1]と説明している。問題解決は看護臨床場面だけで展開されるものではなく，日常のあらゆる場面でみられる。また問題解決の方法論一般と比較してみても，遭遇した問題，情報収集，問題の明確化，活動計画の立案・選択，計画した活動の実施，結果の評価，とする普遍的な過程である。別の見方をすれば検討を重ねて出した当座の結論（仮説）を，実践を通して確認（検証：評価）する，いわゆる仮説検証過程であるとも言えよう。計画（plan），実行（do），評価（check），改善（act）からなる業務を継続的に改善に導くPDCAサイクル（図9-1）にも通じる普遍的な活動様式でもある。

4. 看護過程の構成要素

看護過程としては，アセスメントの方向性を与えるものとして，目標

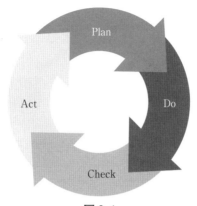

図 9-1

を第一段階として明確にし，「目標」「アセスメント」「看護診断」「計画立案」「実施」「評価」の6つのステップとする動きもあるが，多くは上述のようにアセスメント（assessment），看護診断〔問題の明確化〕（diagnosis），計画（planning），実施（intervention），評価（evaluation）の5つのステップとされる。この看護過程の5つのステップの頭文字を並べて ADPIE と呼ぶこともある。また，評価まで一直線とは限らずに，たとえば看護診断をたてる際に不測の情報があればアセスメントを追加したり思考したりすることもあり，この看護過程の要素間は互いに双方向的に関連し影響を与えあう柔軟な循環型プロセスである（**図 9-2**）。以下に5つのステップをそれぞれ解説する。

（1）アセスメント（assessment）

　対象者に関して，身体面，社会面，精神面などの多方面の情報収集をまず行う。そしてこのアセスメント段階を進めるにあたっての思考過程を運用する。この臨床場面で何がどうなっているのかについての分析的

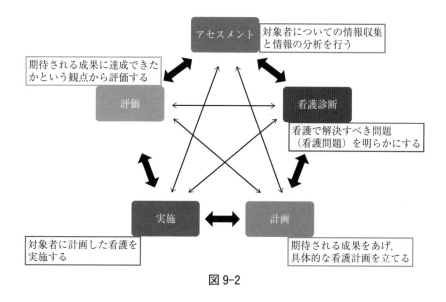

図 9-2

思考を進め明確化する過程は臨床推論ともいわれる。臨床推論とはこのアセスメントと続く問題の明確化を合わせたものともいえよう。

　臨床場面において看護ケアを提供するにあたっては，まずは当該場面を看護ケアの観点からどのようにか整理する必要がある。そのためには看護としてのとらえ方の枠組みが必要である。その枠組みには，どのような切り口で看護を説明するかという，さまざまないわゆる看護理論がある。看護理論の具体的な例としてはヘンダーソンの「看護の基本的要素14項目」，オレムの「3領域のセルフケア要件」，ロイの「4つの適応様式」，ゴードンの「11の機能的健康パターン」，などさまざまなものがあり，患者像を整理するアセスメントはどの枠組み（＝看護理論）に基づくかを意識することも重要である。

　アセスメント段階をさらに分けてみると，情報の収集と整理，情報の

分析と解釈，これらの統合，というステップを経ることになる。収集する情報の種類としては，対象者自身がみずからの言葉として表す主観的情報（subjective data，S 情報）と，対象者自身でなく他者によって得られる情報（objective data，O 情報）とに大別される。たとえば苦痛などの自覚症状の訴えである症状（symptom）は S 情報であり，身体に現れる徴候（sign）や各種データとして取得される情報が O 情報である。これらの情報を，いわゆる看護のとらえ方の枠組みを用いて分類し，意味ある情報群（情報クラスター）として整理する。

　分析を進める際には，情報によって示された内容が正常か異常か，健康状態として理想の状態かどうかを見極める。逸脱している可能性がある場合は，それがどのような状態か，原因は何か，どのようなことが起こり得るかという観点に立ち分析を進める。一方健康な状態であったとしても，その状態はさらに促進すべきか，その状態を看護援助に活用できるか，のようにも整理をしていく。そしてそれらの中，あるいはそれらの間に関係性を分析考察し新たな意味を解釈として与え，その意味を対象者の傾向と生活に関する状態として統合，すなわちまとめていく。

（2）看護診断（看護問題の明確化）（diagnosis）

　看護で解決していくべき問題（看護問題）を明らかにしていく。さらに現時点で存在している問題（実存型）だけでなく，起こり得るが潜在化している，あるいはリスクとなり得る問題（リスク型）も取り上げる。また問題とは必ずしもネガティブな克服すべきことだけでなく，よりよい状態へ向かうための向上への課題（ヘルスプロモーション型）も含む。

　看護として解決していくべき問題は必ずしも看護者のみが関わる問題だけではなく，共同問題として，医師と協力して共同で治療にあたるものや，看護者が病気の発症や状態の変化を見つけるために観察する身体

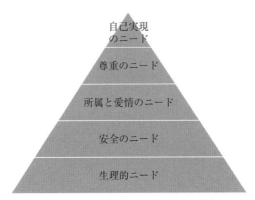

図 9-3　マズローの基本的欲求階層

的合併症あるいは合併症のリスク状態に取り組む場合もある。

　そして複数の問題がある場合は，その対象者に決定すべき順に優先順位もつけていく。この優先度を考慮する際には，マズローの基本的欲求階層（**図 9-3**）や次章で解説する「生きていく」「生きている」の山内の生活生命階層モデル（**図 9-4**）などが有用である。

（3）計画（planning）

　看護問題が解決された・緩和したとき，対象者がどうあるべきかという大きな「目的」という方向性に基づき，具体的な個々の「（行動）目標（期待される効果）」を定め，具体的な援助計画を立てる。目的とはいわば対象者の将来に対する方向性の提示であり，対象者を全体的に見渡し，看護援助によって対象者の健康と生活がどうあるべきかの状態像を示すものである。それを具現化するためには行動目標まで設定する必要がある。行動目標を設定する際には，期待される成果としては，具体的かつ実現可能・到達可能なものであり，その達成の成否を観察し得るものである必要があり，さもなくば成果の評価に結びつけることがかなわない。

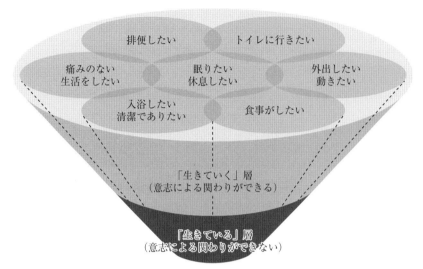

図9-4　生活生命階層モデル（山内）
［山内豊明：訪問看護における生活視点でのフィジカルアセスメント．山内豊明（監），岡本茂
雄（編），訪問看護アセスメント・プロトコル，改訂版，p52，中央法規出版，2015より作成］

　行動目標を設定する場合には実践的にはRUMBA（ルンバ）の法則に
則ることが有効性を与えることになる。ちなみにRUMBAの法則とは，
R（real：現実的な），U（understandable：了解可能な），M（measur-
able：測定可能な），B（behavioral：行動的な），A（achievable：到達可
能な）の，頭文字からなるものである（**表9-1**）。
　看護援助（看護介入）計画の組み立てにあたっては，患者の何を観察・
モニタリングし（観察計画），どのような援助・介入を直接患者に施し（直
接ケア計画），患者が自身の健康状態について適切に認識できるように
どのような指導・教育を提供するか（教育計画），の3要素を考慮して，
具体的かつ実践的な計画立案をする（**表9-2**）。

表 9-1　RUMBA の法則（目標設定の仕方）

R　real 現実的
U　understandable 誰でも理解できる
M　measurable 達成度が判定できる
B　behavioral 行動（実行）可能
A　achievable 達成可能

1　現実的であること（real）
　　1.1　教育目標は，学習者がそれに到達したときにどのような問題を解決できるか，またどのようなニーズを満足するかを明らかにしなければならない。そのような場合にのみ，教育目標は学習者のモチベーションを刺激することができる。
　　1.2　教育目標の設定には，学習者のニーズを反映させる必要がある。また前もって学習者に理解されている必要がある。
　　1.3　教育目標は，柔軟性をもち状況の変化に応じて変更されるべきものである。
2　理解可能であること（understandable）
　　2.1　教育目標は，互いに関連して構成されなければならない。
　　2.2　教育目標を示すときには，達成されるべき行動を教育目標分類学（taxonomy）に基づいて記述したほうがよい。
3　観察・測定可能であること（measurable）
　　3.1　教育目標が達成されたかどうかを評価するためには，測定可能な指標を用いなければならない。そのためには観察可能な行動用語で示さなければならない。
　　3.2　教育目標を設定するときには，学習者が目標の達成をめざす際のレベルや制約も考慮しなければならない。
4　行動的であること（behavioral）
　　4.1　教育目標は，学習者の行動を表す用語で具体的に示す必要がある。項目を列挙するのみでは教育目標にならない。
　　4.2　学習者の行動目標には，認知，情意，精神運動の3領域が含まれていなければならない。これら3領域の中で，「精神運動領域」すなわち技能目標は最も具体的に示しやすく，「情意領域」は最も示しにくい。
5　達成可能であること（achievable）
　　5.1　教育目標は，学習者の原理にのっとって心理的に実行可能な用語で述べられていなければならない。
　　5.2　教育目標は，その達成のために必要な時間や人的・物的資源などを確認したうえで設定されなければならない。
　　5.3　教育目標は，それを達成するために必要な最低のレベルを示すように記載されていなければならない。

1. 2. 5. は一般目標と行動目標に共通の条件であり，3と4は行動目標に共通の条件である。

表9-2　看護介入計画

・観察計画（O-P：observational plan）
観察する項目に関する計画
循環動態や呼吸状態の観察，水分出納の管理，創の観察，排尿・排便状態の観察など

・直接ケア計画（T-P：treatment plan）
直接患者に実施する日常生活援助や診療補助行為などに関する計画
清潔ケア，排泄介助，創の処置，移乗・移動の介助，手術前の不安な気持ちを聞くなど

・教育計画（E-P：educational plan）
患者が自己の健康状態について認識できるように行う指導・教育に関する計画
退院後の生活に関する指導，インシュリン自己注射に関する指導，治療や看護の必要
性の説明など

（4）実施（介入：intervention）

　対象者に計画した援助を実施するステップである。ケア実施に際して
患者にとっては，看護者の援助が看護として認識され意味あるものにな
るために，計画されたケアの目的，方法，効果のみならず，マイナス面
についても，当事者である患者本人や家族などに説明をし，十分に納得
をしたうえでの同意を得ながら実施することで，患者の主体的なケア参
画を図る必要がある。たとえ机上で十分に検討されたケア計画であって
も，実施にあたっては患者の状態に合わせて個別性に配慮した安全かつ
安楽な進め方が求められる。

　ケア実践は単に直接的なケアが提供されることだけではなく，その前
後の状態，介入効果についての根拠となる事実を押さえるとともに，専
門職として適切に経過記録として記録がなされることが不可欠である。
ケア実践場面では数多くの記録がなされることによって，アセスメント
や評価の情報として活用されるとともに，教育・研究などのさまざまな
資料として活用されている。看護ケアは患者に直接的に働きかける実践

的行為であるが，その行為を行うにあたって根拠とした事実，実際に行われた行為とその反応の一連の経過について，遡って確認できるための証拠となる記録がなされなければ実態は何も残らないことになる。さらには一人の看護者だけでなされるケア介入ばかりでなく，多くの場面では他の看護者や多職種からなる医療ケアチームとして患者と関わることになるため，それぞれのケア実践状況が時空を超えて共有できるように記録をしておかなければならない。

　看護経過記録の方式には，経時的記録方式やPOS方式などがある。経時的記録方式は一方向性の時間軸に沿って，時間を追って記録をする方式であるために前後関係が明確であり，患者の状態についての時間的変化がわかる。その一方，状態と介入についての羅列のままで課題ごとの整理がされていないと，同時並行的な観察や介入の重みづけが難しくなりかねない。POS方式は問題ごとにSOAP形式（S情報：Subjective data，O情報：Objective data，アセスメント：Assessment，計画：Plan）で記録をする方式であり，患者の課題や優先度が把握しやすい。しかしS情報やO情報の羅列だけでアセスメントとして分析できていなければ意味をなさない。さらに，そもそも問題としてリストアップされていない事実情報が失われてしまうおそれもある。

（5）評価（evaluation）

　期待される成果に到達できたかどうかという観点から，看護過程を評価する。到達できていれば，看護問題は解決できたとする。到達できていなければ上記のアセスメント・看護診断・計画・実施の過程のどこに問題があるかを検討し，必要に応じて計画の修正，期待される成果の変更，診断の見直し，アセスメントの再実施を行う。

　達成できていたか否かの評価を適切に行うためには，そもそも評価に

値し得る内容と構造を備えた計画である必要があり，さらにはその評価を実施するための介入実践の事実記載が不可欠である。したがって，そもそものアセスメントが適切になされたか，看護問題の明確化は適切であったのか，計画は合理的かつ具体的実践的な立案であったのか，ケア介入は適切であったのか，あるいは評価の仕方がふさわしかったのか，と，評価のフィードバック先はすべてのステップに深く影響を及ぼすものである。

5. まとめ

　看護過程は，患者へのケア提供を意図的・効果的に行うための有意義な方式であるとともに，看護ケアをより向上させるものでもある。正しく考えふさわしい行動に結びつけるという看護過程を運用するための十分な能力を看護者は持ち合わせなければならない。換言すれば，事実を把握し，正しい推論のもとに，根拠を伴う判断ができる必要があるといえよう。

学習課題

1. 自分自身の身の回りの問題について，その明確化と対応についてどのようにしているかを考えてみよう。
2. 看護過程を構成する5つの要素について説明してみよう。
3. 一般的な問題解決過程と看護過程との類似点と相違点について考えてみよう。

引用文献

1）日本看護科学学会看護学学術用語検討委員会（第 13・14 期）：第 13・14 期看護学学術用語検討委員会報告書，p 66，公益社団法人 日本看護科学学会，2019

参考文献

・ヴァージニア・ヘンダーソン：看護の基本となるもの，湯槇ますほか（訳），日本看護協会出版会，2016

・ドロセア E. オレム：オレム 看護論—看護実践における基本概念，第 4 版，小野寺杜紀（訳），医学書院，2005

・シスター・カリスタ・ロイ：ザ・ロイ適応看護モデル，第 2 版，松木光子（訳），医学書院，2010

・マージョリー・ゴードン：ゴードン博士のよくわかる機能的健康パターン—看護に役立つアセスメント指針，佐藤重美（訳），照林社，1998

・A. H. マズロー：人間性の心理学—モチベーションとパーソナリティ，改訂新版，小口忠彦（訳），産業能率大学出版部，1987

・山内豊明：訪問看護における生活視点でのフィジカルアセスメント．訪問看護アセスメント・プロトコル，改訂版，山内豊明（監），岡本茂雄（編），中央法規出版，2015

・Yamauchi T：Japan：Nursing Theory of Physical Assessment. In Fitzpatrick J et al（eds），Conceptual Medels of Nursing. Global Perspectives, 5th ed., Prentice Hall, New Jersey, 2015

・尾島昭次ほか：シドニーにおける WHO ワークショップ"Curriculum Development"参加報告．医学教育 5：213-219，1974

・Principles for Developing Educational Objectives. WHO Workshop on Curriculum Planning, Sydney, 74/A-8, 1974

10 | 看護判断の基礎となる身体的アセスメント

山内　豊明

《**目標＆ポイント**》　看護過程は問題解決のための分析的アプローチ法である。その中でも中核となる「対象の身体そのもの」や「身体を通して現れてくる関連事象」の把握とその要因を究明する臨床推論の理論および実務面への展開について考察する。

《**キーワード**》　アセスメント方法論，アセスメントにおける階層性，身体に現れる情報へのアプローチ方法，臨床推論

1. 看護ケアの進め方の原則

　看護ケアとは何をすることなのであろうか。二つの「生」という字に関わりがあろう。それは「生活を支え」，その生活を営んでいる生命体の「生命を守る」ということである。つまり，その人の「意思を持って生きていこうとする」ことを支援することと，その前提の「生き物としての生きている」という状態を安定確保するということが，看護ケアの根本にある使命・ミッションである。

　看護ケアを企画する際に最も大事なことは，何をアセスメントしたいのか，目的は何かということである。目的が決まれば，おのずと「そのためにはこのような情報が要る」「ここまでは要る」あるいは「このような情報は要らない」と決まる。とにかく上から下まですべての情報を集めたらあとはなんとかなるというものではなく，常に目的を意識すべきである。

　目的が明確になれば，それらに対してどのような進め方が必要なのかということが，おのずと導かれる。命を守るためには時間との戦いが不可避であり，ある意味でトリアージ的な対応が必要である。何を先にするか，何は後でいいかという考え方をしないと，たどり着いたけれども，すでに手遅れであった，ということになりかねない。一方，生活を支えるということになると，急がなければならないことではないが，その人にどのような思いがあるのか，あるいはどのようなリソースが調達可能なのか，それらをどう調和させるかという観点での関わりが必要になる。

2. 「生きている」「生きていく」

　「生きている」ということは，生き物として存在し続けることである。生き物の条件としては常にエネルギーを使わざるを得ないので，エネルギー源を取り込むことと，取り込んだエネルギー源をエネルギーに変換するために不可欠な酸素を取り込まなければならない。そして，必要なところに必要なものを巡らせるという仕組みも必要となる。ここまでは生物学的に「生きている」という状態であるが，そのうえで意思を持って「生きていこう」とするためには，前提条件としてある程度目が覚めていないといけない。

　「生きていこう」とするためには，周りがどうなっているかを知る「知覚系」，それに対してどうすべきか判断する「中枢神経系」，具体的に周りに働きかけることはすべて「運動系」であり，いずれも適切に機能している必要がある。

（1）「生きている」についての評価の原則

　この「生きている」という仕組みに関して必要なものは，「酸素の供給」「栄養の確保」，そしてエネルギー源をエネルギーに変えるための適切な

化学反応を進めるための「体温の維持」である。ただ，これらは単一の
システムで成り立っているわけではない。呼吸器系だけでは酸素の供給
にはならない。呼吸器系で酸素は仕入れるが，必要なところに届ける循
環という仕組みが不可欠である。循環器系が運送をするつもりでいても，
酸素の仕入れがないと成り立たない。つまり，仕入れがあって，お届け
があって初めて成り立つ。呼吸器系も循環器系も各々独立したシステム
であり，個々にシステムとしてはチェックできるが，それらを統合して
初めて必要とされる機能についての評価となる。求める機能に対して，
実際にそれを分担するシステムが複数あり，それらのいずれにも問題な
いおかげで生命維持が成り立っているのである。

（2）「生きていく」についてのアセスメントの進め方

　意思を持って生きていこうとするものに関しては，インプット→判断
→アウトプットであり，パソコンシステムと相似である。マウスやキー
ボードがなければ入力できず，パソコン本体がないと判断できず，結果
を知るためにはディスプレイやプリンタが必要である。これらは各々独
立したアイテムで，大きいディスプレイが欲しいと思ったら買い換える
ことはできる。しかしながら「このディスプレイが正しく機能している
か」については，そのディスプレイだけでは評価できない。つまり，各々
個別の機能は持っているが，その機能をそれぞれで独立して評価するこ
とはできないのである。「このキーボード，大丈夫かな」と思っても，パ
ソコンにつないで，ディスプレイにつないで，Ａ，Ｂ，Ｃと入力したら，
正しくＡ，Ｂ，Ｃと表示されるか，ということでしか評価ができないので
ある。つまり入り口と出口はわかるが途中を可視化できない。入り口が
こうなら出口はこうなる，このようなものをいくつも組み合わせると，
どうもここは大丈夫そうであるとか，ここの支障は否定できない，とい

う考え方をせざるを得ないのである。

（3）「生きている」「生きていく」：推論の進め方を比較して

　これらはかけ算と因数分解との関係に類似している。「生きている」の要素となる機能は個々に評価できるがそれで終わりでなく，求めることはそれらをかけ合わせたらどうなるかということである。「生きている」という機能についての臨床推論は時間との戦いがあり，もたもたしていられない。「要するに3×4はいくつですか」に対して3×4＝12（さんしじゅうに），と即座に結論を出さないといけない。したがって，一つ一つこれは3である，これは4であると，正しく素早く確認できる力と，ではそれらをかけるとどうなるかというストレートフォワードな進め方が必要になる。そのためには常日頃から繰り返し練習しておき，必要時には間髪入れずに正解に導くことが求められる。

　他方「生きていく」という機能についての臨床推論は因数分解のようなものである。このようなインプットに対してはこのようなアウトプットであり，別のこのようなインプットならば今度はこのようなアウトプットとなり，これらから考えると，どうもここはこのようであろう，という進め方になる。「生きていく」という機能の評価に際しては慌てる必要はない。ただ，知覚・判断・運動について，各々独立して個別にチェックできないので，ていねいに比較分析していく因数分解のような進め方が必要なのである。

　A×（かける）B×（かける）Cがゼロではないとしたら，どこにもゼロが入っていないというのはすぐわかる。しかし，A×（かける）B×（かける）Cがゼロであるとすると，少なくとも一つはゼロであることは確定している。しかしゼロが一つとは限らず，さらにどれがゼロかもそう簡単にはわからない。Aは何か，Bは何か，Cは何かと1個1個チェック

できればいいが，それが不可能な場合はどうしたらよいであろうか。

　A×（かける）B×（かける）C がゼロの場合，A を P に換えてみる。その結果，P×（かける）B×（かける）C がゼロではないのならば，「A がゼロであったのだ」と考えられよう。しかし「A×（かける）B×（かける）C がゼロであり，P×（かける）B×（かける）C もゼロである」ならば，残っている B がゼロかもしれないし，C がゼロかもしれないし，あるいは B，C，ともにゼロかもしれない。さらにもしかしたら，換えた P もゼロかもしれないのである。

　このように「どこが原因なのか」を絞り込むのは結構難しい。したがって，「ここは大丈夫」，「ここは大丈夫」と確認して問題がないところを一つ一つていねいに除外していかないと，答えにたどりつけない。因数分解的に問題ないところを減らしていくという臨床推論の進め方がどうしても必要となる。

（4）「生きている」「生きていく」：情報入手の相違点

　「生きている」を成り立たせている仕組み，つまり呼吸や循環は「心臓動け」「呼吸しろ」などと意識していないと営まれないとしたら片時も休むことができない。それゆえにこれらの仕組みは無意識に自動的に維持されているべきである。

　一方で生活に関係する「生きていく」に関しては勝手になされていることではなく，意識をして意図的に機能させている。実際には無音でありながら何かが聞こえるという「幻聴」やみずからの身体が意図せずに動いてしまう「不随意運動」はありがたくないことである。

　「生きている」という機能は，対象となる相手が目覚めていようが眠っていようが，意識レベルには左右されない。要するにそこにある状態を拾ってくるアセスメントであるがゆえに「深昏睡の患者の血圧を測ろう

と思ったが，返事をしてくれなかったので血圧を測ることは不可能であった」ということはあり得ない。「よく眠っていらっしゃったので，今は控えました」などということはあったとしても，今どうしても測らなければならないならば，相手の目が覚めていようが眠っていようが計測はできる。ということは，これらの仕組みについての情報が手に入らないのは，相手には責任はなく，単に観察者の力不足のためということである。

　一方で「生きていく」という機能については，どんなに観察者が準備をしていても，観察者だけでは成り立たない。よく眠っている患者の手の上に握力計を置いても，いつまでたっても握力は表示されない。その場合，相手には握力がないということではなく，そもそも握力を測る状況になっていないということなのである。こうしてほしいという，こちらからのインプットがあって，相手がそれを適切に処理でき，では，こうしましょうという相手からのアウトプットがあって，初めて評価が成立する。したがって，こうしてほしいということを誤解なくわかってもらえるような説明力・プレゼンテーション力と，相手が出した反応を正しく解釈する能力も必要である。「生きていく」機能についての情報入手そのものはテクニカルにはまったく難しいものではないが，観察者一人では成立しない。繰り返し練習しておけばなんとかなるようなものではなく，アセスメントする場面や状況に大きく依存するのである。

3. 臨床推論の答えを，どこにいつ探すのか

　「生きていく」ための機能のアセスメントのゴールは生活であるため，対象者の生活自体に答えがある。眼鏡をつくるなら視力検査で視力を数字に置き換える必要があろう。補聴器をつくるのなら聴力を数値化する必要もある。しかし「見て暮らす」「聞いて暮らす」ということを考える

と，テレビを観て笑っているならば，見たり聞いたりには困っていない
と考えることができ，その状況把握こそが生活に関わることとして本来
求めるべきことである。すなわち対象者の日常生活を興味深くみるとい
うこと自体が臨床推論・アセスメントであり，「生きていく」に関する臨
床推論・アセスメントは，生活に何かしらの不都合があった場合にあえ
て行うことである。

　一方で「生きている」という生命維持に関しては，対象者本人の自覚
の有無にかかわらず自動的に営まれている。バイタルサイン確認の際に，
動悸はしないと患者に言われたからといって脈拍測定を省くわけにはい
かない。対象者自身に自覚があろうがなかろうが，本来こうあるべきと
いうことについてのモニタリング自体は欠かせない。すなわち「生きて
いる」に関係するアセスメントは，対象者からの訴えにかかわらず，観
察者の計画に従って確認する必要がある。

　以下，事例を通して考えてみたい。入院中の 72 歳の男性からナース
コールがあり「どうしました？」と尋ねたら，「ふらっとして気が遠くな
りそうだ」と返事があった場合，あなたならどうするであろうか。

　急変チームに声をかける，ふらっとして気が遠くなったということか
ら起立性低血圧が起こったのではないかと想定して血圧を測ろうとす
る，徐脈性の失神（いわゆるアダムス・ストークス症候群）が考えられ
るなら心電計を装着しようと準備する，心電図モニターをつけている患
者ならモニター画面を確認しに行く，年齢的に脳梗塞が考えられれば
CT 検査に行く準備を始める，主治医にも連絡しなくては…等々，しな
くてはいけないことはたくさんあろう。

（1）段取り上手・優先度

　どんなに素早く判断しても，どんなに手際がよいとしても，その瞬間

にできることは一つである。次の瞬間に「何をするか」を選んで行動する。何かを選ぶとは，別の見方では，それ以外を捨てるということである。日本語の「取捨選択」の，取は取る，捨は捨てる，である。捨てなければ選べない。選んだこと以外はしない，あるいは後回しにするという決断をしないと前に進めない。

　つまり優先度を考えなくてはいけない。臨床における優先度には，人の命が左右されるような状況下では時間との戦い，いわゆる緊急度が別格に大事である。ほかにも，非常に重い状態，複雑に込み入った状態，今は何でもないながらここで手を打っておかなければいけないことなど，いずれも大事なことである。しかしこれらを一直線には並べられない。重篤度が二倍になった場合と影響度が二倍になった場合とを同じに扱うわけにもいかない。それゆえに全体・総体として考えるのである。

（2）どれも正しい

　別の例として，高校一年生と高校三年生の食べ盛りの男の子を持つ女性がいるとしよう。病院では副師長として要のポジションで働いている。地域活動も非常に熱心で来週末の地域のイベントの実行委員長もしている。その人が今朝起きた際に激しい胸痛に見舞われた。どうしたらよいであろうか。それぞれに対して適切なソリューションはあろう。高校生の男の子についてはお金を渡してコンビニでお弁当を買わせて学校に行かせ，職場の今日の段取りは仲間に頼むという方法もある。来週末のイベントまではまだ時間があるから様子をみていいかもしれない。胸痛については副師長としてではなく，患者として病院に行かなければならない。

　このようなケースカンファレンス後，真面目な学生に限って「あれらのうちのどれが正解ですか？」と尋ねてくる。それに対して「どれも正

解ですよ」と言うと，困惑した表情をみせるのである。なぜなら，その
ような真面目な者たちは，小学校，中学校，高校と答えは一つ，正しい
ことは一つ，それ以外は間違いというトレーニングをずっと繰り返して
きたのである。問題集を解いた際に正解集と合致していれば○，合って
いなければ×と考え，正しいもの以外はすべて間違いと考えている。

　しかし，実際はどれも間違っていないことは多々ある。平熱は何度か
と尋ねられ，もしも 36.5 度が平熱であるとすれば，36.6 度は発熱状態，
36.4 度は低体温であるということなのかというと，そうではない。これ
以上でなくこれ以下でもなければ普通である，というのが平熱のとらえ
方である。

　すなわち正しいことが一つあって，それ以外が間違いということでは
なく，間違い以外が正しい，言い換えると「セーフ以外がアウト」では
なく，「アウト以外がセーフ」なのである。このような発想に切り替えら
れず正しいものは一つであると思っていると，どれも間違っていないと
いう場面で，推論をその先に進められなくなる。

（3）かけ算・因数分解：「ない」という情報がある

　3×（かける）4 の答えは 12 しかない。しかしながら，かけて 12 になる
ものは山のようにある。もちろん 3×（かける）4 も 12 になるが，2×（か
ける）6 も，1×（かける）12 も 12 になる。かけ合わせるものが 2 つとは
限らなければ，2×（かける）2×（かける）3 も 12 になり，さらに頭を柔
らかくすれば－（マイナス）1/3×（かける）－（マイナス）36 も 12 になる。
どれも間違っていない。

　そうなるとここから先は，かけて 12 になるもので，さらに条件を与え，
その条件に当てはまらないものを除くという考えをするしかない。たと
えば，「2 つの 1 桁のプラスの整数同士をかけ合わせて 12 になるものは」

としたら，2×（かける）6や3×（かける）4は該当するが，1×（かける）12は片方が2桁，2×（かける）2×（かける）3は3つの整数をかけ合わせているし，−（マイナス）1/3×（かける）−（マイナス）36はプラスの整数同士ではない。かけて12という結果として間違っていないが，これらは条件にかなっていないということから，それらを除外するのである。

　臨床推論においてはこのような発想を根本に持っていないといけない。体の具合の悪さを起こすものは一つだけではない。たくさんある中で，今の場面ではあり得ないことを除いていくという思考が必要で，その「除外」のためにはどのような情報が要るのかと考えていく。そうすると，「これこれである」「これこれがある」というような情報もさることながら，「このようなことはない」「異常はない」「変化がない」という，いわゆる「ない」という言葉が付くような情報が，結構この非該当のものを除くことに役立つ。

4. 臨床推論モデル

　このように臨床場面での推論に際してはいくつかのポイントがあることがわかったであろう。ではその臨床推論を実際に進めていく方法論にはどのような方法・モデルがあろうか。ぱっと見てすぐわかるような，いわゆる直感的な判断，理詰めでシラミつぶし的にやるような判断，その両者のいいとこ取り，別の見方をすると両者ともできなければならない仮説演繹法あるいは仮説検証法ともいわれる方法もある。さらには新たな視点からというモデルも使っている。

（1）直感的

　迷路を見た途端に「あ，ここだ」と道がわかるようなものが「直感的判断」であり，結論にいたるに時間がかからない。そのかわり一度迷い

込んだらもう先に進めない。要するにバイアスに対して弱い。

（2）網羅的

　迷路は理詰めで解ける。ひとつは壁を伝う方法であり，絶対に解くことができる方法であるが，すごく手間がかかる。ほかにも，行き止まりを塗りつぶす方法もある。まず三方壁の所を塗りつぶす。塗りつぶしたことで新たに壁が生まれ，それによって新たに三方壁となった所を塗りつぶす。これを続けていくと，最後には通り道しか残らない。この方法でも必ず解けるが，すべてを塗りつぶさなければならないので，すごく時間がかかる。

（3）仮説演繹法（仮説検証法）

　実際にはこれらのいいとこ取り，つまり，「こっちであろうな」とある程度の予想を持って進み，もし行き止まってしまったら，そこで全部駄目とするのではなくて，その一つ手前に戻り，そこから今度は別のルートを探す。これがいわゆる仮説演繹法であり，一発勝負というほどリスクが高いわけでもなく，全然関係ないところまで全部シラミつぶしにチェックしなければならないほど時間がかかるわけでもない。それまでの知識や経験から，「この場面ならば，このようなことがあるのでは」と仮説を立てて，「では，このことについてはどうであろうか」と，さらなる情報を確認したり，関係するほかの面について確認したりする。臨床で実際一番よく行っているこの進め方が仮説演繹法（仮説検証法）である。

（4）水平思考

　迷路の目的は何かといえば入り口から出口まで行くことであり，必ず

しも迷路の中を通らなくてもいいのではないか，と考えることが水平思考である。そもそもこの行為が何を目的としているのかということを考え，こう進めようとしている自分自身を突き放して見るような進め方である。医療機関などで仕事をしていると，入院した患者をどうすればよい状態で退院に導けるかと考えがちである。しかし解決策は病院内で行うことだけではない。場合によっては病院の中の手段だけでなく，それ以外の方法も使う可能性がある。

　心筋梗塞の急性期を乗り越えた患者の退院はいつであろうか。一言でいえば「その人の生活を取り戻したとき」なのであるが，その患者の生活はどうなっているかがはっきりしないと具体的な退院が決まらない。平屋の家に住んでいるならば階段の上り下りをせずに日常生活を送ることは不可能ではない。しかしエレベーターの付いていないアパートの二階に住んでいると，その階段を上り下りできなければ買い物ひとつ行くことができない。ということは求められる運動耐性はその患者の生活環境に大きく依存し，生活がわからないとゴール設定ができないことになる。

　エレベーターのないアパートの二階に住んでいるならば，二階まで上り下りできるように心臓リハビリテーションを頑張るであろうが，必ずしもそれがかなうとは限らない。リハビリテーション部と相談をして，もう少しリハビリを頑張るという方針もあろうが，場合によって相談先はリハビリテーション部だけではなくて，地域の不動産屋も対象となるかもしれない。これを機会に一階に住み替えることはできませんかねと患者と相談することも方策の一つになりえるのである。

5. 臨床推論を進める際のポイント

　まず一番大事なことは，これは何をするためなのだろうという目的を

忘れないということである。一度にすべてに手を出せるわけではないので，今でなければいけないもの，後でもよいことなど，優先度を考えないといけない。細かいことはわかるのだけれど，大局がわからないというのも困る。木「も」見て森「も」見る，蟻の目と鳥の目と両方が必要である。無駄にしてしまう情報はあろうが，そもそも無駄になる情報はない。あらゆるものが「これは結び付くのではないか」というポジティブな考え方を持つべきである。最初からすべてがわかっているわけではなくて，時間が経ったり場面が変わったりしなければわからない情報もあるので，当座こう進めるとしても，場合によっては「それならば少し考え直そう」という，いい意味での柔軟な発想や態度も必要である。

（1）除外的に考えを進める

　最後の最後には「これこれだからこうだ」と考える場面もあろうが，それより以前の多くの場面では「これらの中で，これはあり得ない」というように，あり得ないものをいかに除くかという「除外診断的」発想が非常に有効である。

　たとえば今私が「すごくおなかが痛い」と言い始めたとしよう。いわゆる急性腹症である。急性腹症を起こすものはたくさんある。人間が一度に「これかな，これかな」と比較参照できるアイテムの数は限られていて，せいぜい7つ程度といわれており，見渡せる数には限りがあると考えられている。急性腹症を起こすものが7つ以内というわけではないため，見渡せる数となるような小さなグループとして束ねる。たとえば石の類いで考えれば，胆石症，膵石症，あるいは尿路結石などと列挙でき，感染の類いを考えれば，急性膵炎，急性胃腸炎，腎盂腎炎などと考えていけばよい。

　しかし一方で急性腹症ということになると，時間的な優先度も無視で

きない。真っ先に白黒をつけなければいけないもの，数時間以内に決着をつけなくてはいけないもの，今日中にわかればなんとかなるもの，慌てなくてもいいもの，のようなグルーピングをして，その順番で進めていく必要もある。

さて，急性腹症で真っ先に白黒つけなくてはいけないものに絶対入るが，最初の段階ですでに2つ除外されているものがある。子宮外妊娠と卵巣茎捻転である。最初に「私が」と述べたが，男である私には子宮や卵巣はないために「子宮外妊娠と卵巣茎捻転はあり得ない」と除外したのである。この際に決定的な情報は，子宮や卵巣が「ない」という情報である。

このように何々が「ない」というものは，実は非常に有意義な情報で，そもそも「何もない」ということはない。「とくに何もありませんでした」と報告する者がいるが，患者からとくに困った訴えがなかったという事実があり，異常と思わせる所見がなかったという事実があるのである。患者についての情報が何もないという言葉遣いは本来あり得ないものである。判断に役立つ情報とは何かと考えると，情報そのものがないということはあり得ない。

（2）合理的に考えるが，それに囚われない

進めるときにできるだけ合理的に考える。ただ，それに執着してしまうと足元をすくわれる可能性がある。たとえば「喉が痛い」「咳が出る」「だるい」と患者が訴えている場面があったとしよう。喉が痛くなることもあるし，咳が出ることもあるし，だるくなることもあろう。がしかし，この3つがたまたま同時に起こるというよりは，「上気道炎でも起こしたのではないか」と考えるほうが，よりあり得ることであり，このように「できるだけ少ない原理原則で説明する」考え方を「オッカムの剃刀」

という。ただ，すべてを１つのことから生じていると無理をしてまでこ
じつけるのもやりすぎであり，最後の最後には「偶発ということも忘れ
てはならない」という教えを「ヒッカムの格言」という。

（３）まさかと思っても忘れてはいけないことがある

　起こる確率ではなく，それを見落としたときの被害からして，これは
頭の隅においておかなければいけないなというものが必ずある。臨床の
判断のもとになっているものは経験である。多くの経験から，このよう
なときはこうであることが多かった，このような場合にはこれはなかっ
た，のように帰納的に仮説を形成しそれをもとに推論するのである。一
方，数学では１＋１を２と決めたら，２＋２は必ず４になる。それはルール
を先に設定して演繹するからである。臨床場面では現実まずありきであ
り，現実には100％はあり得ないということを頭の隅におく必要がある。
　何を基準に頭の隅におくべきかについては，事象が起こる確率の問題
ではない。まずないであろうと思っていても万が一それが起こった場合
の影響力が大きいものは忘れてはならない。逆に比較的あると思っても，
それに遭遇しても困らないものにそんなに気を遣う必要もない。
　「巨大地震」は何十年に一度の出来事であり，何の準備もしていなけれ
ば大変であるが，巨大地震よりも頻繁に出遭いそうな「にわか雨」に備
えて真夏でもレインコートを着て傘をさして歩くということはないであ
ろう。濡れたところでたいしたことでなければ「（にわか雨は）あるかも
しれないけれど，それはいい」とした態度で臨むが，巨大地震が起こっ
たときに何の備えもしていなければ困る。「（巨大地震は）めったに起こ
らないであろうが，備えはしておかなければならない」ということであ
る。つまり，そのことを無視し見逃した場合に，どのくらいの被害とな
るかということが鍵である。これも臨床推論の際に忘れてはならないポ

イントである。

6. 臨床推論をケアにつなぐ際のポイント

①「どこが具合悪いのか」ということだけではなく，「この人にとって これは役に立っている」「ここは大丈夫である」という観点も大事である。 右手が麻痺した場合に自身で食事をしてもらうためには利き手交換をし なければいけないかもしれないが，普段から左で箸を使っているならば 摂食に関してはすぐには困らないであろう。つまり異常探しだけである と偏った情報になってしまうのである。

②最終的には「暮らしをしている人」をみるのである。脳梗塞で歩き づらくなった人が歩行練習でなんとか歩けるようになったとしよう。病 院には体重を支えることができる手摺なども完備されている。自宅では 居室の目の前にトイレがあるとしても，そこまでの間に自分の体重を支 えるものがなければ，目の前のトイレに体を運べないことになる。歩く という機能を取り戻すことは手段でありゴールではない。対象者は「歩 いて暮らす人」なのであるという生活者目線に基づくゴール設定が必要 である。

③多職種連携で対象者のケアに関わるゆえに，きちんとお互いの間で 情報をシェアできることが不可欠となる。そのためにはお互いがわかる 正しい言葉を使ってやりとりすることがポイントである。

学習課題

1. 実際の患者の身体的な問題・課題について，どの順で進めていくか，具体的に考えてみよう。

2. 実際の患者の身体的な問題・課題について，それぞれをどこまで明らかにしていくか，具体的に考えてみよう。

3. 直感的推論，網羅的推論，仮説演繹的推論（仮説検証的推論），水平思考的推論の，それぞれの具体例を考えてみよう。

参考文献

・山内豊明：訪問看護における生活視点でのフィジカルアセスメント．山内豊明（監），岡本茂雄（編），訪問看護アセスメント・プロトコル，改訂版，中央法規出版，2015

・Yamauchi T：Japan：Nursing Theoy of Physical Assessment. In Fitzpatrick J et al（eds），Conceptual Medels of Nursing. Global Perspectives, 5th ed., Prentice Hall, New Jersey, 2015

11 | 医療・看護における個人情報の保護

戸ヶ里泰典

《**目標＆ポイント**》 看護職であるかぎり，ある特定の個人を識別するにたる個人に関する情報に触れる機会を避けることはできない。看護の守秘義務とはなにか，また医療における個人情報の取り扱いと情報の開示，研究における個人情報の保護，など，看護実践における個人情報の保護について考える。
《**キーワード**》 個人情報とは，医療における個人情報と利用，診療情報とその開示，研究と個人情報

1. 医療・看護における個人情報

　昨今ではパーソナルコンピュータやインターネットの発達により，プライバシーに関する情報を簡単にかつ大量に処理する機会が増えてきている。とくに業務上でこうしたプライバシーに関わる情報を扱ううえでのさまざまな注意を払う点について，国や地方公共団体，民間事業者における義務や対策について規定する目的で，2005（平成17）年4月1日より「個人情報の保護に関する法律（以下，個人情報保護法)」が施行された。

　病院などの医療機関では，こうした個人情報は業務上とくに多く用いられる。逆に言えば，個人情報なしに医療・看護サービスは成り立たないといっても過言ではない。質の高い医療・看護サービスを提供するうえで，看護師は，個人情報保護に関するルールに関する知識をもつことが望まれる。

　本章では，この「個人情報の保護に関する法律」の中で，とくに医療

関係に関わる部分について解説していく。また，厚生労働省から，「厚生労働分野における個人情報の適切な取扱いのためのガイドライン」が出されている。併せて参照されたい。

（1）個人情報とは

「個人情報」とは，生存する個人に関する情報である[1]。具体的には，氏名，生年月日，など，特定の個人を識別することができるもの（他の情報と容易に照合することができ，それにより特定の個人を識別することができることとなるものを含む。）である。

「個人に関する情報」は，氏名，性別，生年月日など個人を識別する情報に限られず，個人の身体，財産，職種，肩書きなどの属性に関して，事実，判断，評価を表すすべての情報であり，評価情報，公刊物などによって公にされている情報や，映像，音声による情報も含まれる。なお，医療機関における診療録（カルテ）には，患者の客観的な検査データに加えて，医師や医療従事者による判断や評価が記載されているため，患者の個人情報である一方で，作成・記載した医師や医療従事者個人の情報ともいえるため，注意する必要がある。

また，個人情報は，生存する個人に関するものなので，死者については個人情報とは呼ばない。ただし，死者に関する情報が，同時に，遺族などの生存する個人に関する情報でもある場合には，生存する個人に関する情報となるため，個人情報として注意して扱う必要がある。

（2）個人データとデータベース

医療機関をはじめ一般企業においても個人情報データベースという用語を耳にすることがある。個人情報データベースとは，コンピュータ上で，特定の個人情報を，コンピュータを用いて検索することができるよ

うに体系的に構成した個人情報を含む情報の集合体を指す。また，コンピュータを用いていない場合であっても，紙面上での，五十音順，生年月日順などで整理し，個人情報を容易に検索することができるように，目次，索引，符号などを付し，他人によっても容易に検索可能な状態においているものをいう。具体的には，住所録や顧客情報リストなどをいう。

個人情報データベースを構成する要素を個人データという。診療録などの診療記録や看護記録などについては，紙であってもパソコン上のデータであっても個人データに該当する。また電子カルテ化されている医療機関であれば，これに関する情報もそうである。

また，検査などの目的で，患者から血液などの検体を採取した場合，それらは個人情報に該当する。したがって，患者の同意を得ないで，目的を超えて検体を取り扱ってはならない。また，これらの検査結果については，診療録などと同様に検索可能な状態として保存されることから，個人データに該当する。

2. 医療機関における個人情報保護

（1）医療機関における個人情報の利用目的

個人情報保護法第15条，第16条では，個人情報の利用目的について特定をすることがいわれているため，医療機関は，個人情報の利用目的を明確にしなければならない。

ただし，医療機関側が患者から個人情報を聞き出す場合，その個人情報を患者に対する医療サービスの提供や，医療事務，入退院などの病棟管理などで利用することは患者側からすれば明らかである。そこで，**表11-1**に示した目的内で使用するのであれば，患者の個人情報を集め使用してもよいとされている。

表 11-1　医療従事者が使用してよい個人情報

患者への医療の提供に関わる目的
<医療機関内>
1．医療機関等が（医師・看護師等医療従事者によって）患者に提供する医療サービス
2．医療保険事務
3．患者に関わる医療機関等の管理運営業務のうち
　　(1)入退院時の病棟管理
　　(2)会計・経理
　　(3)医療事故等の報告
　　(4)その患者の医療サービスの向上
<他の医療機関や事業者への情報提供に伴うもの>
1．医療機関が患者に提供するサービスのうち
　　(1)他の病院，診療所，助産所，薬局，訪問看護ステーション，介護サービス事業者等
　　　との連携
　　(2)他の医療機関からの照会への回答
　　(3)患者の診療等にあたり，外部の医師等の意見・助言を求める場合
　　(4)検体検査業務の委託，その他の業務委託
　　(5)家族等への病状説明
2．医療保険事務のうち
　　(1)保険事務の委託
　　(2)審査支払機関へのレセプトの提出
　　(3)審査支払機関または保険者からの照会への回答
3．事業者等から委託を受けて健康診断等を行った場合における，事業者等へのその結
　　果の通知
4．医師賠償責任保険等に関わる医療に関する専門の団体，保険会社等への相談，また
　　は届出等

上記以外の利用目的
<医療機関内>
　医療機関等の管理運営業務のうち，
　　(1)医療・介護サービスや業務の維持・改善のための基礎資料
　　(2)医療機関等の内部において行われる学生の実習への協力
　　(3)医療機関等の内部において行われる症例研究
<他の事業者等への情報提供を伴う事例>
　医療機関等の管理運営業務のうち外部監査機関への情報提供

注1：本表は，「医療・介護関係事業者における個人情報の適切な取扱いのためのガイダンス」を
　　　参考に筆者が表現修正し作成したもの
注2：この目的以外に個人情報を利用する場合は，変更について公表あるいは，本人に通知のう
　　　えで利用することになる（個人情報保護法第16条）

　なお，**表 11-1** にあげた目的以外で個人情報を利用する場合は，患者・利用者にとって必ずしも明らかな利用目的とはいえないと考えられる。そうした場合，患者から個人情報を聞き出すにあたっては，医療機関側は明確に利用目的の公表をしたり，患者に対して説明をしたり，対応をとる必要がある。

（2）個人情報の取得と正確性の確保

　医師・看護師をはじめとする医療関係者は，不正な手段を使って患者の個人情報を探ってはならない（個人情報保護法第 17 条）。とくに，診療や看護を行うために必要な過去の受診歴などについては，必要な範囲について，本人から直接聞き出すか，本人の同意のもとで，他の第三者から聞き出すことになる。本人の知らないところで，他者から本人に関する情報を聞き出してはならない。ただし，患者の意識レベルが低い状況などで，本人以外の家族などから聞き出すことが診療・看護上やむを得ない場合は差し支えないとされている。

　また，患者が子どもの場合，親の同意がなく，個人情報を聞き出してはならない。ただし，その子どもの診療・看護上，家族などの個人情報が必要なときに，家族から個人情報を聞き出すことが困難な場合はこの限りではないとされている。

　医師や看護師をはじめとした医療従事者は，適正な医療・看護サービスを提供するという目的の達成に必要な範囲内において，個人データについて正確かつ最新の内容に保つよう努めなければならない（個人情報保護法第 19 条）。したがって看護師は，個人情報だからといって患者から聞き出したり観察したりすることを躊躇（ちゅうちょ）することなく，看護ケアにつながる情報収集は，常に続けていく必要がある。

（3）個人情報を保護するための医療機関の務め

　個人情報保護法では，基本的には個人情報を扱う企業や団体である「個人情報取扱事業者」の責務について記載されている。つまり医療でいうなら，病院や診療所といった医療機関の責務（管理職の責任）としてどのようなことを心がければよいのかが指摘されているのである。医療機関に看護師として勤めることになる諸君は，従業者として，医療機関で勤めることになる人が多いであろう。医療機関では，個人情報保護のためにどのようなことを務めないといけないのか，9つあげられている[2]。こうした病院管理者側が務めていることを理解することは，従業者である看護師としても重要なことなので，以下に整理し，紹介する。

　9つの医療機関の務めとは，①個人情報保護に関する規程の整備，公表，②個人情報保護推進のための組織体制等の整備，③個人データの漏えい等の問題が発生した場合等における報告連絡体制の整備，④雇用契約時における個人情報保護に関する規程の整備，⑤従業者（医師・看護師等）に対する教育研修の実施，⑥物理的安全管理措置，⑦技術的安全管理措置，⑧個人データの保存，⑨不要となった個人データの廃棄，消去，である。

　なお，特に，医師や看護師については，刑法，関係資格法又は介護保険法に基づく指定基準により守秘義務規定等が設けられており，その遵守を徹底する。看護師の場合は保健師助産師看護師法第42条に示されている（**表11-2**）。

表11-2　保健師助産師看護師法第42条2項

保健師，看護師又は准看護師は，正当な理由がなく，その業務上知り得た人の秘密を漏らしてはならない。保健師，看護師又は准看護師でなくなつた後においても，同様とする。

（4）ソーシャルネットワークサービス（SNS）利用時の注意

　近年，SNS を通じて，自分自身の日々の体験や，他から入手した情報を，不特定多数の人々に対して容易に発信することができるようになった。ツイッターやフェイスブックなどは，さまざまな情報を気軽に記載しやすいため，書く内容によっては，職場で知りえた患者や利用者の個人情報の漏洩につながる場合もありうる。内容が個人情報にあたる自覚なしに掲載されてしまうことも少なくない。個人情報として気づかずに掲載してしまう例として，次の例があげられる[3]。

・著者がどこの施設に勤めているかを推測できる状態で，患者や利用者の病状等を記載すること
・患者又は利用者等，もしくはその家族について，本名や職業，家族構成などを記載すること
・患者又は利用者等，もしくはその家族について，写真や動画を掲載すること
・患者又は利用者等の病状や個人情報を含む会話等を記載すること

　看護職としてツイッターやフェイスブックなどで発信する際には，アップロードする前に，記載内容に個人情報と捉えられる内容は含まれていないかを慎重に見直すことが必要である。

（5）本人の同意を得ずに個人データを第三者に提供してはいけないケース

　医療機関は，本人の同意を得ずに，個人データを第三者に提供してはならないとされている（個人情報保護法第 23 条）。たとえば，次の例の場合，本人の同意を得る必要がある。

（例 1）受け持ち患者が民間の生命保険会社に保険金の支払いを請求したところ，生命保険会社から患者の健康状態等について病棟に電話があった。
（例 2）事故による負傷で治療を行っている受け持ち患者について，保険会社から損害保険金の支払いの審査のために，症状に関して問い合わせの電話が病棟にかかってきた。
（例 3）受け持ち患者の職場の上司と称する男から，患者の病状に関する問い合わせがあった。
（例 4）受け持ち患者は会社を休職中で，その会社の職員より，患者の職場復帰の見込みに関する問い合わせがあった。
（例 5）受け持ちの患児が通っている学校の先生から，健康状態に関して病棟に問い合わせの電話があった。
（例 6）製薬会社の男が病棟に挨拶にきて，高血圧の患者の存在の有無について聞かれた。

　ただし，看護業務の性格上，本人の同意を得ないで第三者に情報を提供してもよい場合がある。たとえば，以下のようなときである。

①法令に基づくとき

　医療法に基づく立入検査，介護保険法に基づく不受給者に係る市町村への通知，児童虐待の防止等に関する法律に基づく児童虐待に関する通告など。

②人の生命，身体，財産の保護のために必要がある場合で，本人の同意を得ることが困難であるとき

　たとえば，意識不明で，身元不明の患者が搬送されたときに，関係機関や家族からの問い合わせがきた場合，大地震発生時に，関係機関や家族からの問い合わせが殺到した場合，など。

③公衆衛生の向上または，児童の健全育成推進のために特に必要がある場合で，本人の同意を得ることが困難であるとき

　健康増進法に基づく地域がん登録事業による国又は地方公共団体への情報提供，がん検診の精度管理のため，市から委託された検診機関に対する精密検査結果の情報提供，児童虐待事例についての関係機関との情報交換。

④国や県，市町村，またはその委託を受けた事業者が，法令で定められている事務を行うことに協力する際に，本人の同意を得ることにより事務遂行に支障があるとき

統計法に定められている一般統計調査に協力する場合。

なお，医療機関に来る患者自身は，基本的に保険診療を期待してくる場合が多く，医療機関から，保険者に対しての診療報酬の支払い請求を行う必要が生じる。その際に患者自身の個人情報を提供するが，それはすでに患者本人の同意は得られていると考えてよい。こういった場合には，再度本人に確認する必要はない。

また，患者の傷病の回復に関わる次に示すような目的で患者の個人情報を第三者に提示するときは，院内の掲示板などにその目的で使用する旨を掲示して，同意しない，という意思表示がない以上は同意したものとみなすことができる。

（例1）主治医が他の医療機関宛に発行した紹介状等を患者本人が持参する場合
（例2）過去に来院していた患者が他の医療機関に現在かかっていて，その医療機関からの照会に回答する場合
（例3）病状について本人と家族への病状を説明するとき
（例4）児童・生徒の治療に教職員が付き添ってきた場合に，児童・生徒本人が教職員の同席を拒まないとき

（6）個人情報の提供について注意が必要なケース

たとえば，病院と訪問看護ステーションが共同で医療サービスを提供している場合など，個人データを共同で利用していることがある。こういった場合には，留意しなければいけない点がいくつかある。

共同利用の個人データの項目，共同利用者の範囲，利用目的，個人データの管理について責任を持つ人の氏名，をあらかじめ本人に通知する。このようにして，共同して利用することを明らかにしている場合には，

共同利用者は，いわゆる「第三者」にはならない。

　治療や看護の業務上の情報交換は，患者の治療を円滑に進めるうえで重要なことであるうえ，医療機関の内部でのやり取りになるので，「第三者」扱いをすることはない。たとえば，以下のような場合である。

（例1）病院内の他の診療科との連携など医療機関内部における情報の交換
（例2）同じ医療機関（事業者）が開設する複数の施設間における情報の交換
（例3）職員を対象とした研修での利用（ただし，この利用目的が院内掲示等により公表されていない場合は，具体的な利用方法について本人の同意を得るか，個人が特定されないよう匿名化する必要がある）
（例4）医療機関内（事業者内）で経営分析を行うための情報の交換

---

3. 個人情報の開示

　医療機関は，患者本人から，患者本人が識別される個人データの開示を求められたときには，患者本人に対し，書面の交付などの方法によって，速やかに保有する個人データを開示しなければならない。しかし，こうした開示にはいくつか例外がある。こうした例外に該当する場合は，部分的に，あるいはすべてを開示しなくてもよい。

（1）関係の悪化が懸念されるとき

　患者の状況について，家族や患者の関係者が医療従事者に情報提供を行っている場合，こうした情報提供者の同意を得ずに，患者自身に情報を提供することによって，患者と家族や情報提供した関係者との人間関係が悪化するなど，これらの者の利益を害するおそれがある場合は，開示をしなくてもよいとされている。

（2）患者への心理的な影響が懸念されるとき

　症状や予後，治療経過などについて患者に対して十分な説明をしたとしても，患者本人に重大な心理的影響をあたえ，その後の治療効果などに悪影響を及ぼすことが考えられる場合は開示しなくてもよいとされている。

　ただし，個々の事例への適用については個別具体的に慎重に判断することが必要である。

（3）診療録は患者の個人情報

　はじめに述べたように，診療録の情報の中には，患者の個人データである一方で，診療録を作成した医師や医療従事者の個人データでもあるという二面性があるという点について注意が必要と述べた。

　しかし，診療録全体は患者の個人情報であるので，患者本人から開示の求めがある場合に，その二面性があることを理由に全部または一部を開示しない，ということはできない。ただし，先述の開示しない条件があれば，法に従って，その全部または一部を開示しないことができる。また，開示の方法は，書面の交付または求めを行った者が同意した方法による必要がある。

4. 研究における個人情報保護

　卒業研究などで，研究目的で患者の個人情報に接する機会がある。しかし，個人情報保護法には，研究目的の場合での情報保護の規定はない。これは，日本国憲法の第23条に規定されている「学問の自由」に抵触する可能性があるためである。つまり，大学その他の学術研究を目的とする機関（学校）などが，学術研究の目的で，全部または一部として個人情報を取り扱う場合については，法による義務などの規定は適用しない

こととされているのである。

　それでは，研究目的であれば，どのような情報も研究者は使用してよいのかというと，必ずしもそうではない。研究を行う大学や学校自体で，自主的に個人情報の適正な取扱いを確保するための措置を講ずることが求められている。とくに医学・看護学研究は，ヒトを対象とすることが多く，個人情報に接する機会が多い。さらに，患者個人への介入を伴う研究の場合は，患者の尊厳や人権を守ることが重要になっている。

　こうしたことから，1964年にフィンランドのヘルシンキで行われた世界医学会で，人間を対象とする医学研究の倫理原則であるヘルシンキ宣言[4]が採択された。その後改訂を重ねているが，ヘルシンキ宣言では，大きく患者・被験者の権利の尊重や，インフォームド・コンセントをとる必要性など30項目があげられている。これをもとに各国で研究倫理指針を作成しており，日本国内でも，文部科学省・厚生労働省によって2021年に「人を対象とする生命科学・医学系研究に関する倫理指針」が出されている。

　本項では，これらの指針のうち，主に個人情報の保護に関わる部分について着目する。研究に携わる者の個人情報の責務については，**表11-2**に示したとおりである。ここでは，それらをわかりやすく説明していこう。

（1）研究の成果を公表するときは匿名化する

　研究成果発表会や，学会など，共同研究者とは異なる人が不特定多数参加する場で発表するとき，ケース・スタディであっても，介入研究や実験研究であっても，質的研究であっても，特定の研究対象者についての情報を発表の中に含めなければならないことがある。

　そのような場合は，氏名，生年月日，住所など，個人が特定できる情

報は，消去する。しかし，症例や事例によっては，研究対象者を特定できないようにすることが困難な場合もあるかもしれない。そういった場合は，研究対象者に説明し同意を得なければならない。

（2）研究目的以外には情報は使わない

　研究対象者の同意を得ないで，利用目的の達成に必要な範囲を超えて，個人情報は取り扱ってはならない。また，利用目的を変更する場合は，あらためて研究対象者に変更の内容を説明し，同意を得なければならない。

　また，たとえば，卒業研究をするために指導教員から，研究のデータを渡されて，このデータの解析をしなさい，と言われたとする。その研究を行おうとする場合でも，当初の研究目的の範囲で研究・データ分析を行わなければならず，勝手に研究目的を変えてはならない。

（3）不正に個人情報は手に入れず扱わない

　研究対象者本人の同意がなく個人情報を集めてはならない。ケース・スタディを行う場合であっても，研究対象者に説明のうえ同意を得ることが必要である。また，勝手に数値を変えるなど，不正な扱いをしてはならない。また，集めた情報が外部に漏れないように，研究者が管理をしなければならない。

（4）第三者には個人情報は提供しない

　第三者（研究者でもなく研究対象者でもない人）には個人情報は提供しない。ただし，新たに研究者グループに加わった人や，研究の分析についてアドバイスしてくれる人などは，第三者には該当しない。

（5）苦情や問い合わせには迅速に対応する

　その研究における個人情報の取扱いに関して，被験者などからの苦情や問い合わせがあったときには，適切に，また，迅速な対応に努めなければならない。研究期間中に問い合わせがあるものと考えて，あらかじめ対応を考えておく必要がある。

学習課題

1. 医療・看護業務を行ううえで必要な個人情報に関する知識と，個人情報の保護に関わるルールについて理解する。
2. 臨床実習を行ううえで必要な個人情報の取り扱い方について理解する。
3. 看護研究を行ううえで必要な個人情報の取り扱い方について理解する。

引用文献

1）厚生労働省：厚生労働分野における個人情報の適切な取扱いのためのガイドライン等.
　　http://www.mhlw.go.jp/topics/bukyoku/seisaku/kojin/
2）同上
3）日本看護協会：個人情報と倫理.
　　https://www.nurse.or.jp/nursing/practice/rinri/text/basic/problem/kojinjyoho.html
4）日本医師会：ヘルシンキ宣言.
　　http://www.med.or.jp/wma/helsinki08_j.html

12 | リスクマネジメント

荒井　有美

《**目標＆ポイント**》　身体的・心理的侵襲を伴う可能性がある医療実践活動において，ケア受給者ならびにケア提供者に対しての安全管理の方策や，医療ケアシステムにおける安全管理体制を解説する。
《**キーワード**》　医療安全，医療現場におけるリスクマネジメント，医療事故等情報の収集と分析

医療者が患者に最良で安全な医療を提供することは，大前提である。

一方で，看護業務は，人の身体に針を刺し薬剤を注入する，血液を採取する，生命維持に関わる医療機器を操作するなど危険な行為と表裏一体である。疾病構造の複雑化，入院期間の短縮化が進み，多忙な業務に追われているなかで，医療者は，医療行為を適切に実施し，患者の安全を守る必要がある。しかし，意図せず患者に害を及ぼしてしまう場合があり得る。その原因の多くはさまざまな調査によって，医療者個人に起因するものではなく，業務状況や環境などによるものと明らかになっている。個人の努力で間違いを回避することには限界がある。組織全体でリスクマネジメントを実施する必要がある。

本章では，安全な医療を実施していくための基本的な考え方について解説する。

1. 医療安全と患者安全

しばしば「医療安全」と「患者安全」は混在して用いられることがあ

る。患者の安全を論じるときには「患者安全」といい，患者のみならず，医療従事者など関わる者すべてを対象にしたときには「医療安全」を用いるなどと使い分ける場合もある。また，両者を総じて「医療安全」を使うこともある。わが国では「医療安全」が一般的に用いられ，医療における安全と信頼を高め，患者を守るための活動全般を指すものとして，医療法や医療法施行規則などの法令をはじめ，厚生労働省の各指針などで使用されている。

　一方，世界保健機関（World Health Organization：WHO）をはじめ世界的には「患者安全（Patient Safety）」という用語が用いられている。これは，医療に関連した不必要な害のリスクを許容可能な最小限の水準まで減らす行為とされている[1]。また，英国の心理学者であり，医療安全の研究者であるチャールズ・ビンセント氏（Charles Vincent）は，「医療プロセスから生じる望ましくない転帰（病気の進行）または傷害を回避，予防，軽減すること」と定義している[2]。

　本章では，法令で使用されている「医療安全」という用語を用いる。

2. 医療安全管理

（1）リスクマネジメント

　医療現場には，常にリスクが存在している。リスク（risk）は，危険または危険が起こる可能性，危険性と訳される。また「望ましくない事象の発生についての不確実さ，ならびにその影響の甚大さの程度」といわれる[4]。診療を受ける患者や，診療を提供する医療者の安全を確保するために，適切な管理によってリスクを減らすことが求められている。

　リスクマネジメントは，有害な事象を未然に防止することや，有害な事象が発生したときには速やかに対処することにより，患者，医療者，医療機関などのリスクを最小限に抑えるために管理することを目的とし

ている。

（2）セイフティマネジメント

　リスクマネジメントにおいて安全に焦点をあて「患者安全」を主たる
目的と考えた場合は，セイフティマネジメントという言葉が用いられ
る[3]。

（3）クライシスマネジメント

　クライシス（危機）は，リスクが発生してしまった状態を指し，それ
を管理することをクライシスマネジメントという[4]。つまり起こった事
象に対する対策，たとえば転倒してもできるだけ早く発見することや，
けがを最小限にする工夫などをすることが相当する。

3. 医療安全に関わる経緯

（1）日本における医療安全対策の経緯

　1999 年，わが国では，手術患者の取り違い事例や，患者の血管内に誤っ
て外用消毒薬を注入したことによる死亡事例など，重大な事故が発生し
た。これらを契機に医療の安全に関して社会問題になった。その後，医
療法などで医療機関の医療安全管理体制が整備され，また安全対策を講
じられた医薬品や医療機器などの普及が実施された。具体的には，以下
のとおりである。

　2001（平成 13）年 4 月に厚生労働省に医療安全推進室が設置され，国
として医療安全対策が開始された。翌 2002（平成 14）年には，総合的な
医療安全対策を展開するため，医療安全対策の基本となる「医療安全推
進総合対策」報告書[5]が取りまとめられた。ここでは，医療安全対策の方
針として「医療政策の最重要課題であり，医療の安全と信頼を高めるた

め，行政をはじめ，全ての関係者が積極的に取り組むことが必要である」，
「医療安全対策を医療従事者個人の問題ではなく，医療システム全体の
問題として捉え，体系的に実施することが重要」と示された。

　この医療安全推進総合対策のポイントとして，以下の４つの対策分野
があげられた。

①医療機関における安全対策

②医薬品・医療用具等にかかわる安全性の向上

③医療安全に関する教育研修

④医療安全を推進するための環境整備等

　　・苦情や相談等に対応するための体制の整備

　　・医療安全に有用な情報の提供等

　　・科学的根拠に基づく医療安全対策の推進

以上の報告をふまえ，同 2002 年，医療法施行規則（第 1 条の 11）にお
いて医療機関（病院，有床診療所）に，医療安全管理体制の整備が義務
化され，病院等の管理者は，次に掲げる安全管理のための体制整備を確
保するように示された。

①医療に係る安全管理のための指針を整備すること。

②医療に係る安全管理のための委員会「医療安全管理委員会」を設置
　すること。

　　イ　当該病院等において重大な問題その他医療安全管理委員会にお
　　いて取り扱うことが適当な問題が発生した場合における速やかな原
　　因の究明のための調査及び分析

　　ロ　イの分析の結果を活用した医療に係る安全の確保を目的とした
　　改善のための方策の立案及び実施並びに従業者への周知

　　ハ　ロの改善のための方策の実施の状況の調査及び必要に応じた当
　　該方策の見直し

③医療に係る安全管理のため，従業者の医療の安全に関する意識，他の従業者と相互に連携して業務を行うことについての認識，業務を安全に行うための技能の向上等を目的として，医療に係る安全管理のための基本的な事項及び具体的な方策についての職員研修を実施すること。

④医療機関内における事故報告等の医療に係る安全確保を目的とした改善のための方策を講ずること。

以下，現在までの医療安全に関するわが国の経緯をまとめる。

2003 年	平成 15 年	特定機能病院・臨床研修病院に，安全管理を行う医療安全管理者の配置等の義務付け（医療安全管理者については 10 節を参照）
2004 年	平成 16 年	特定機能病院に，医療事故情報等の義務付け
2006 年	平成 18 年	第 5 次医療法が交布
2007 年	平成 19 年	第 5 次医療法施行 病院および有床診療所に加え，無床診療所，助産所にも，医療安全管理体制整備 都道府県に，医療安全支援センター※設置義務等の実施
2009 年	平成 21 年	産科医療補償制度の創設
2014 年	平成 26 年	第 6 次医療法改正
2015 年	平成 27 年	医療事故調査制度の開始

※医療安全支援センター：医療法第 6 条の 13 の規定に基づき，医療に関する苦情・心配や相談に対応するとともに，医療機関，患者・住民に対して，医療安全に関する助言および情報提供などを実施している。

（2）米国における医療安全に関わる経緯

1999 年に米国医学研究所（Institute of Medicine：IOM）がまとめた報告書「To Err Is Human：Building a Safer Health System（人は誰でも間違える より安全な医療システムを目指して）」が発表されたことを皮切りに，米国においても患者安全に関する問題が注目された。この報告書は，防げる可能性のある「医療に伴う傷害」を原因とした死亡（医療事故による死亡）数は年間 44,000～98,000 人であり，この数は自動車事故，

乳がん，エイズによる死亡者数を上回ると報告された[6]。

　本報告書は「人間は誰でも間違える。しかし，間違いを防ぐことはできる」という見出しで始まっている[6]。また，エラー防止の重要なこととして「個人を攻撃して起こってしまった誤りをとやかくいうのではなく，システムを安全に確保できる方向に設計し直し，将来のエラーを減らすように専心することである。もちろん，個人の不注意をそのままにしておいてよいという意味ではない。人は注意深く行動しなければならないし，その行動に責任を持たなければならない。だからといって，エラーが生じたときに，個人を責めるだけではシステムの安全化にとっても，同じようなエラーを起こすことを防ぐうえでも効果は低い」と解説されている。

4.　医療安全に関わる用語

　医療安全に関する用語の定義は統一されておらず，厚生労働省や医療関係団体，書籍により異なって使われているのが現状であるが，代表的な用語と意味は以下のとおりである。

（1）医療事故

　厚生労働省の「リスクマネージメントマニュアル作成指針」（2000年）[7]では，「医療事故」を次のように定義している。

　医療に関わる場所で，医療の全過程において発生するすべての人身事故で，以下の場合を含む。なお，医療従事者の過誤，過失の有無を問わない。

　　ア　死亡，生命の危険，病状の悪化等の身体的被害及び苦痛，不安等の精神的被害が生じた場合。

　　イ　患者が廊下で転倒し，負傷した事例のように，医療行為とは直接関

　　係しない場合。

　ウ　患者についてだけでなく，注射針の誤刺のように，医療従事者に被
　　害が生じた場合。

　また，厚生労働省医療安全対策検討会議（2002 年）[8]では，「医療に関
わる場所で医療の全過程において発生する人身事故一切を包含し，医療
従事者が被害者である場合や廊下で転倒した場合なども含む」と定義さ
れている。

　「医療事故」は，法令や制度の中においても定義されており，医療事故
情報収集等事業や医療事故調査制度の中でも「報告すべき医療事故」等
とそれぞれ用語が定義されている（7 節参照）。

（2）医療過誤

　リスクマネージメントマニュアル作成指針[7]では，「医療事故の一類型
であって，医療従事者が，医療の遂行において，医療的準則に違反して
患者に被害を発生させた行為。」医療安全対策検討会議では，「医療事故
の発生の原因に，医療機関・医療従事者に過失があるものをいう。」とさ
れている。

（3）インシデント（incident）

　厚生労働省医療安全対策検討会議（2002 年）[8]では，「患者に不必要な
害を及ぼした可能性があった，または実際に害を及ぼした事象または状
況。具体的には，ある医療行為が①患者には実施されなかったが，仮に
実施されたとすれば何らかの被害が予測される場合，②患者に実施され
たが，結果的に被害がなく，またその後の観察も不要であった場合」，と
定義された。また，医療安全対策検討会議[8]では，「日常診療の場で，誤っ
た医療行為などが患者に実施される前に発見されたもの，あるいは，誤っ

表 12-1　インシデントの影響度分類（例）

レベル	傷害の継続性	傷害の程度	内容
0	—		エラーや医薬品・医療用具の不具合が見られたが，患者には実施されなかった
1	なし		患者への実害はなかった（なんらかの影響を与えた可能性は否定できない）
2	一過性	軽度	処置や医療は行わなかった（患者観察の強化，バイタルサインの軽度変化，安全確認のための検査などの必要性は生じた）
3a	一過性	中等度	簡単な処置や治療を要した（消毒，湿布，皮膚の縫合，鎮痛剤の投与など）
3b	一過性	高度	濃厚な処置や治療を要した（バイタルサインの高度変化，人工呼吸器の装着，手術，入院日数の延長，外来患者の入院，骨折など）
4a	永続的	軽度～中等度	永続的な障害や後遺症が残ったが，有意な機能障害や美容上の問題は伴わない
4b	永続的	中等度～高度	永続的な障害や後遺症が残り，有意な機能障害や美容上の問題を伴う
5	患者死亡		死亡（原疾患の自然経過によるものを除く）

［出典：国立大学附属病院医療安全管理協議会：インシデントの影響度分類（http://nuhc.jp/activity/report/sgst_category/safety/safety_management.html）より作成］

た医療行為などが実施されたが，結果として患者に影響を及ぼすに至らなかったものをいう。」と提唱している。

　しかし，世界的には有害であろうとなかろうと，患者への影響の大小にかかわらずすべて「インシデント（incident）」と呼ばれている。

　前述の「人は誰でも間違える」では，偶発事象と訳され偶発的に生じた偶然と異なる出来事と解説されている。

　WHO 患者安全カリキュラムガイド多職種版では，患者安全に関わるインシデント（patient safety incident）を「患者に不必要な害を及ぼした可能性があった，または実際に害を及ぼした事象または状況」[1]と定義

している。

　インシデントは，多くの病院でその影響の度合い（影響度）により分類している。**表12-1**は，国立大学附属病院医療安全協議会が作成した影響度分類である。

（4）ヒヤリ・ハット

　リスクマネージメントマニュアル作成指針[7]では，「患者に被害を及ぼすことはなかったが，日常診療の現場で，"ヒヤリ"としたり，"ハッ"とした経験を有する事例」と定義されている。

　「具体的には，ある医療行為が，①患者には実施されなかったが，仮に実施されたとすれば，何らかの被害が予測される場合，②患者には実施されたが，結果的に被害がなく，またその後の観察も不要であった場合等を指す。」また，医療安全対策検討会議[8]では，インシデントと同義に用いられている。

（5）アクシデント（accident）

　わが国では，「医療事故」に相当する用語として用いられる。医療安全対策検討会議[8]においても，医療事故と同義として用いるとされた。

　また，患者に害を及ぼした出来事を「アクシデント」，有害に至らなかった出来事を「インシデント（またはヒヤリ・ハット）」と呼ぶことが多い。インシデントとアクシデントを厳密に分けることは難しいが，国立大学附属病院医療安全管理協議会が作成した影響度分類では，軽微な場合を「インシデント」，大きな場合を「アクシデント」と区別している場合もある[4]。

（6）有害事象（adverse event）

患者に害を及ぼしたインシデントとして使われるが，とくに医薬品の副作用に関する場合に「有害事象」が用いられる。

（7）エラー

計画した活動を意図したとおりに実施できないこと。または不適切な計画に基づいて行動すること[1]。

予定していた行為がうまくいかないことを失敗またはエラーという。

5.　安全文化の醸成

医療における安全文化とは，すべての医療者が，患者の安全を最優先に考え，その実現を目指す態度や考え方およびそれを可能にする組織のあり方とされている。ヒューマンエラー研究の第一人者である心理学者のジェームズ・リーズン（James Reason, 英国）は，1997 年に出版された“Managing the Risks of Organizational Accidents”（1999 年に翻訳書）で，ヒューマンエラーの研究は，もはや心理学の対象ではなくマネジメントや安全文化を含めた大きな領域で考えることが必要であると解説している。

また，「安全文化の 4 つの構成要素として，①報告する文化，②正義の（公正な）文化，③柔軟な文化，④学習する文化」をあげている[9]。

　①報告する文化（reporting culture）：潜在的な危険と直接触れ合うスタッフが，みずからのエラーやニアミスを報告しようとする組織の雰囲気

　②正義の（公正な）文化（just culture）：安全に関連した本質的に不可欠な情報を提供することを奨励し，時には報酬も与えられるような信頼関係に基づいた雰囲気。効果的な「報告する文化」を促進する

ためにも重要である

③柔軟な文化（flexible culture）：緊急事態が発生したときに，従来の階層型組織からフラットな専門職構造へ移行し，事態が過ぎればもとに戻るような順応性がある組織文化

④学習する文化（learning culture）：必要性が示唆されたときに，安全情報システムから正しい結論を導きだす意思と能力，そして大きな改革を実施する意思を持つ文化

また，WHO患者安全カリキュラムガイド多職種版では，患者安全の文化（patient safety culture）として，強力な安全管理システムの適応を通じて実現するように医療従事者が務める以下の5つの高水準の属性を備えた文化と説明している[1]。

①現場のスタッフ，医師，管理者を含む医療従事者の全員が，自身や同僚，患者，訪問者の安全に対する責任を受け入れる文化

②財政上ないし経営上の目標よりも安全性を優先させる文化

③安全に関する事項の特定，伝達，解決を促し，それを正当に評価する文化

④事故を教訓として体系的な学習を行う文化

⑤適切な資源と構造を提供し，十分な説明責任を果たすことで安全のための有効なシステムを維持する文化

6. インシデントレポート（インシデント報告）

インシデントレポートとは，院内でインシデントが発生したときに，院内の報告制度に則り医療従事者が提出するレポートのことをいう。リスクマネジメントはまず，どこでどのような出来事が起こっているのか，主に医療安全管理者が中心となって情報を収集し把握することが重要である。インシデントが報告がされなければ，病院として安全対策を立案

することができない。このレポートの名称は施設によって異なっており，インシデント報告，ヒヤリ・ハット事例報告書，アクシデントレポート，出来事報告書，オカレンスレポートなど，とさまざまである。

　インシデントレポートは，個人に対する責任追及や処罰をするためのものではない。院内で生じている現状を把握し，安全な医療を実施するための病院の仕組みを考え，組織的な解決をするための重要な情報源である。事例に関わる情報を収集・整理し，原因分析を行い，再発防止に役立てることである。さまざまな視点からの情報が大切なためインシデントレポートは当事者のみならず発見者も提出してよい。一方で，医療従事者1人1人が院内インシデントレポートをする意味・目的を理解していないと組織の安全な文化は醸成されない。まさに「報告する文化」（5節）に値する。

　米国のハインリヒ（Heinrich）は，労働災害の発生状況を統計学的に調査した。ある工場で発生した労働災害の件数を解析したところ，重症以上の災害が1件発生した背後には，29件の「軽症」を伴う災害があり，さらにその背後には300件もの傷害のない災害が起きていることを報告した。この1：29：300の発生比率を，報告者の名前より「ハインリヒ（Heinrich）の法則」と呼んでいる（**図12-1**）。

　重大な事故の背後には軽微な事故やヒヤリ・ハットが多く存在するため，軽微な事故の段階で「この事例は大きな事故につながるかもしれない」との考えから，それらを把握し改善を図ることが重大な事故を予防するという考え方である。そのためヒヤリ・ハット事例を収集することが重要とされている。

　また，近年では事故事例やインシデントのみならず，日常業務においてどのように物事がうまく行われているのか，変化と制約の中で意図したアウトカム（成功）が生み出されているのかという点に着眼した「レ

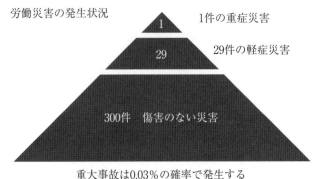

労働災害の発生状況

1件の重症災害

29件の軽症災害

300件　傷害のない災害

重大事故は0.03％の確率で発生する

図12-1　ハインリヒ（Heinrich）の法則

ジリエンス・エンジニアリング」理論も着目されている[10]。

7. 日本国内における報告制度

（1）医療事故情報収集等事業

　わが国では，公益財団法人日本医療機能評価機構が「医療事故情報収集等事業」という名称で医療事故などの有害事象を恒常的に収集し，分析する制度がある。この事業は，医療機関から報告された医療事故情報やヒヤリ・ハット事例を分析し提供することにより，広く医療機関が医療安全対策に有用な情報を共有するとともに，国民に対して情報を公開することを通じて，医療安全対策の一層の推進を図ることを目的としている。

　また，医療事故の発生予防・再発防止を促進することを目的に，医療機関や国民に情報を周知するため報告書や医療安全情報を作成し提供している。報告すべき医療事故の定義としては，以下のように定められている[11]。

　①誤った医療又は管理を行ったことが明らかであり，その行った医療

又は管理に起因して，患者が死亡し，若しくは患者に心身の障害が残った事例又は予期しなかった，若しくは予期していたものを上回る処置その他の治療を要した事例。

②誤った医療又は管理を行ったことは明らかでないが，行った医療又は管理に起因して，患者が死亡し，若しくは患者に心身の障害が残った事例又は予期しなかった，若しくは予期していたものを上回る処置その他の治療を要した事例〔当該事案の発生を予期しなかったものに限る〕。

③①，②に揚げるもののほか，医療機関内における事故の発生の予防及び再発の防止に資する事例。

（2）医療事故調査制度

この制度は，2014（平成 26）年 6 月 18 日に成立した，医療法[12]の改正（医療法第 3 章医療の安全の確保）に盛り込まれた制度であり，2015（平成 27）年 10 月 1 日より施行された。医療事故が発生した医療機関において院内調査を行い，その調査報告を民間の第三者機関（医療事故調査・支援センター）が収集・分析することで再発防止につなげるための医療事故に係る調査の仕組み等を，医療法に位置づけ，医療の安全を確保する目的で成立した制度である。

医療法　第六条の十

病院，診療所又は助産所（以下この章において「病院等」という。）の管理者は，医療事故（当該病院等に勤務する医療従事者が提供した医療に起因し，又は起因すると疑われる死亡又は死産であつて，当該管理者が当該死亡又は死産を予期しなかつたものとして厚生労働省令で定めるものをいう。）が発生した場合には，厚生労働省令で定めるところにより，遅滞なく，当該医療事故の日時，場所及び状況その他厚生労働省令で定める事項を第六条の十五第一項の医療事故調査・支援センターに報告し

なければならない。

8. 事故は何故起こるのか

（1）事故発生のモデル（スイスチーズモデル）

　前述しているが，医療の複雑なシステムにおいて，エラーの発生を分析する場合，個人の問題に注視するだけではなく，組織の構造（多職種で実施）や診療のプロセスなどシステムの問題にも焦点をあてる必要がある（システムアプローチと呼ぶ）。

　ジェームズ・リーズン（5節で既出）は，組織事故の原因は単純ではなく，何層にも重なっていることをモデルとして提示した[9]。

　理想的には，防護のすべての階層が健全で，潜在的な危険性がその間を突き抜けることはない。しかし，現実には防護の各層の壁には穴があり，あたかも食べ物の「スイスチーズ」のように多数の穴が開いている。事故は，その穴をすり抜けて発生するという例えから用いられているのがこのスイスチーズモデルである（図12-2）。

　それぞれの壁は，防御，バリア，安全措置の連続層であり，それぞれの壁の穴は，常に揺れ動いており，防護の各階層が局所的な原因によって出たり入ったりして揺れ動いている。しかし，この穴が一列に並んだときに，防御壁をすり抜けて事故への道筋ができてしまう。

（2）ヒューマンファクターとヒューマンエラー

　ヒューマン（human：人間）のファクター（factor：要因）とは，システムが安全に正しく働くために必要な「人間側の要因」を指す[4]。

　人の能力や経験の乏しさ，疲労や忙しさによる注意力や判断力の低下が引き起こす誤りなどをヒューマンエラーといい，事故の発生にはヒューマンエラーが関与している。

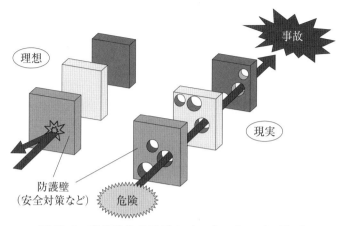

図 12-2　事故発生のモデル（スイスチーズモデル）

　ヒューマンエラーを完全になくすのは困難である。どんなに気をつけていても、人間の注意力には限界がある。たとえば、視界に入っていても認識できていなかったりや、目の前は見えていても周囲は見えなかったり、時間が経つほど集中力が低下したりするのは、人間の変えられない特性である。エラーは起きてしまうものとして、対策を講じることが求められる。まずは、どんな理由でヒューマンエラーが起きたのかを知ることが大切である。

　教育や注意喚起を徹底するだけでは、ヒューマンエラーはなくならない。ヒューマンエラー回避の対策を一人ひとりの意識や注意に頼るのではなく、システムや手順を変えることで、ミスが起きないようにする。または、起きても最小限の被害で済むようにすることが大切である。既出のリーズンは、「ヒューマンエラーは結果であって原因ではない。エラーは、その上流にある作業現場や組織要因によって形づくられ、そして引き起こされたものである。」と言及している[9]。

　ヒューマンファクターからみた医療安全の6つの鉄則として，

　①記憶に頼らない，②情報を視覚化する（メモをとる），③プロセスを再検討して単純化する，④共通するプロセスや手順を標準化する，⑤チェックリストを日常的に使用する，⑥警戒心（いつも注意しているから大丈夫）を過信しない，がある[4]。

　システム工学の分野には，フェイル・セーフ（fail safe）とエラー・プルーフ（err proof）という用語がある。フェイル・セーフ（fail safe）とは，たとえ1つのミスが起きても事故につながらないように幾重にも防御のシステムを巡らせておく方法，つまり失敗した場合にも安全なようにしておくシステムをいう。また，エラー・プルーフ（フール・プルーフ（fool proof）ともいう）は，人間のちょっとした気の緩みや勘違いによるうっかりミスをしても，その影響を防いで（プルーフして）くれる工夫をいい，たとえば，医療ガスの接続間違いをしないように連結できない工夫がされたり，静脈注射のラインと経管栄養チューブのラインとの接続ができないなどの工夫がエラー・プルーフの例である。

　看護業務は，食事や排泄の介助といった療養上の世話，人工呼吸器のような医療機器の管理，心電図のモニタリングやドレーンの管理などといった，診療の補助業務は多岐に及ぶ。予期できない患者状況，臨機応変かつ迅速な対応，ナースコールや電話が鳴り響く状況は日常の光景である。このような環境にあって，エラーは生じている。人間はミスをおかすという前提で，組織全体でシステム対策を考えることがリスクマネジメントの基本である。

9. 安全な医療を提供するための10の要点

　2001（平成13）年厚生労働省が所管する医療安全対策検討会議ヒューマンエラー部会は，「安全な医療を提供するための10の要点」を標語形

式で作成した。この標語は，医療機関で働くすべての職員を対象としており，医療の安全を確保するために基本となる理念，方針などが，簡潔な表現でまとめられている[13]。

　医療における安全管理体制の重要ポイントとして，A. 理念，B. 患者との関係，C. 組織的取り組み，D. 職員間の関係，E. 職員個人，F. 人と環境・モノの関係，という6分野が検討された。さらに，この6分野において，とくに重要なものとして10項目（①安全文化，②対話と患者参加，③問題解決型アプローチ，④規則と手順，⑤職員間のコミュニケーション，⑥危険の予測と合理的な確認，⑦自己の健康管理，⑧技術の活用と工夫，⑨与薬，⑩環境整備）でまとめられた。約20年前に作成されているものであるが，現在でもこの重要性は変わらず，医療を担う私たちが常に教訓とする内容である（**図 12-3**）。

　安全な医療を提供するための10の要点
　①根づかせよう安全文化　みんなの努力と活かすシステム
　②安全高める患者の参加　対話が深める互いの理解
　③共有しよう　私の経験　活用しよう　あなたの教訓
　④規則と手順　決めて　守って　見直して
　⑤部門の壁を乗り越えて　意見かわせる　職場をつくろう
　⑥先の危険を考えて　要点おさえて　しっかり確認
　⑦自分自身の健康管理　医療人の第一歩
　⑧事故予防　技術と工夫も取り入れて
　⑨患者と薬を再確認　用法・用量　気をつけて
　⑩整えよう療養環境　つくりあげよう作業環境

10. 医療安全管理者とは

　医療安全管理者とは，院内の安全管理のためのシステムづくり，職員

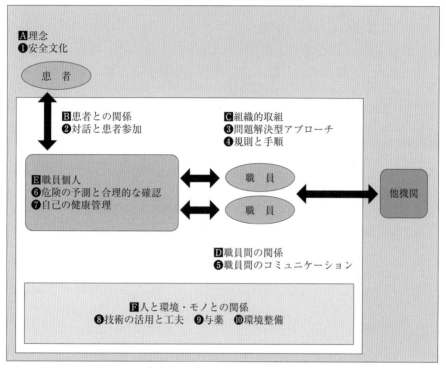

図 12-3　安全な医療を提供するための 10 の要点

［出典：安全な医療を提供するための 10 の要点（厚生労働省）（https://www.mhlw.go.jp/topics/2001/0110/dl/tp1030-1a.pdf）（2020 年 10 月 31 日に利用）］

教育・研修，事故発生時の対応，再発防止などに努め，組織横断的に活動を行う。診療報酬上での加算要件にもされており，指定された医療安全に関する研修を受けている医療者がその役割を担う。リスクマネジャー，GRM（General Risk Manager）と呼ぶ場合もある。

　国が作成した医療安全管理者の業務指針および養成のための研修プロ

グラム作成指針では,「医療安全管理者とは, 各医療機関の管理者から安全管理のために必要な権限の委譲と, 人材, 予算およびインフラなど必要な資源を付与されて, 管理者の指示に基づいて, その業務を行う者とする。」とされている (厚生労働省医療安全対策検討会議 医療安全管理者の質の向上に関する検討作業部会 2007 (平成 19) 年 3 月, 厚生労働省医政局総務課医療安全推進室 2020 (令和 2) 年 3 月改定)[14]。

医療安全管理者の主な役割は, 以下の 5 つである。

①安全管理体制の構築

②医療安全に関する職員への教育・研修の実施

③医療事故を防止するための情報収集, 分析, 対策立案, フィードバック, 評価

④医療事故への対応

⑤安全文化の醸成

医療安全管理者の多くは看護師がその役割を任っている[15]。

学習課題

1. 「患者安全」「医療安全」の定義を述べてみよう。
2. わが国の医療安全対策の経緯を簡潔に述べてみよう。
3. 患者安全を促進もしくは阻害する要素を述べてみよう。
4. 医療安全に関連した用語の定義・意味を述べてみよう。
5. 安全文化について説明してみよう。
6. インシデントレポートの目的を理解し, 必要性について説明してみよう。

引用文献

1) 世界保健機関：WHO 患者安全カリキュラムガイド多職種版，東京医科歯科大学
   医学教育学・医療安全管理学（訳），p 81，2011
   日本語版 PDF は東京医科歯科大学医学教育学講座ウェブサイトからダウン
   ロード可能
   http://meded.tokyo-med.ac.jp/wp-content/themes/mededu/doc/news/who/
   WHO%20Patient%20Curriculum%20Guide_B_01.pdf（2020 年 10 月 31 日検索）
2) Charles Vincent：患者安全，相馬孝博ほか（訳），p 33，篠原出版，2015
3) 矢野真ほか（編）：ひとりで学べる医療安全，p 3，照林社，2011
4) 山内豊明，荒井有美（編）：医療安全 多職種でつくる患者安全をめざして，p 11，
   13，25，南江堂，2015
5) 厚生労働省：医療安全推進総合対策について．
   https://www.mhlw.go.jp/topics/2001/0110/tp1030-1z.html（2020 年 10 月 31
   日検索）
6) 米国医療の質委員会・医学研究所（編）：人は誰でも間違える―より安全な医療
   システムを目指して，p 1-2，31，日本評論社，2001
7) 厚生労働省 リスクマネージメントスタンダードマニュアル作成委員会：リスク
   マネージメントマニュアル作成指針．
   https://www.mhlw.go.jp/www1/topics/sisin/tp1102-1_12.html（2020 年 10 月
   31 日検索）
8) 厚生労働省 医療安全対策検討会議：医療安全推進総合対策―医療事故を未然に
   防止するために 2002 年．
   https://www.mhlw.go.jp/topics/2001/0110/dl/tp1030-1c.pdf（2020 年 10 月 31
   日検索）
9) ジェームズ・リーズン：組織事故―起こるべくして起こる事故からの脱出，塩見
   弘（監訳），p 11-15，276-279，179，日科技連出版社，1999
10) 中島和江（編著）：レジリエント・ヘルスケア入門―擾乱と制約下で柔軟に対応
    する力，医学書院，2019
11) 公益財団法人日本医療機能評価機構：医療事故情報収集等事業．
    http://www.med-safe.jp/pdf/business_pamphlet.pdf（2020 年 10 月 31 日検索）

12) 医療法.
   https://www. mhlw. go. jp/file/06-Seisakujouhou-10800000-Iseikyoku/
   0000061336.pdf（2020 年 11 月 11 日検索）
13) 厚生労働省 医療安全対策検討会議ヒューマンエラー部会：安全な医療を提供す
   るための 10 の要点.
   https://www.mhlw.go.jp/topics/2001/0110/dl/tp1030-1a.pdf（2020 年 10 月 31
   日検索）
14) 厚生労働省 医政局総務課 医療安全推進室：医療安全管理者の業務指針および
   養成のための研修プログラム作成指針.
   https://www.mhlw.go.jp/content/10800000/000613961.pdf（2020 年 10 月 31 日
   検索）
15) 診療報酬改定結果検証に係る特別調査（平成 19 年度調査）医療安全管理対策の
   実施状況調査報告書 p 14.
   https://www.whlw.go.jp/shingi/2008/07/dl/s0709-7e.pdf（2020 年 10 月 31 日
   検索）

参考文献

・小林美亜（編）：看護学テキスト 統合と実践　医療安全―患者の安全を守る看護
　の基礎力・臨床力，学研メディカル秀潤社，2013
・安藤恒三郎（監）：実践これからの医療安全学―看護学生と新人看護師のために，
　ピラールプレス，2015
・上泉和子ほか：系統看護学講座 統合分野　看護の統合と実践 [1] 看護管理，医学
　書院，2020
・公益社団法人日本看護協会：医療安全推進のための標準テキスト，2013.
　https://www.nurse.or.jp/nursing/practice/anzen/pdf/text.pdf（2020 年 10 月 31
　日検索）

13 │ 多職種連携・協働

│ 荒井　有美

《**目標＆ポイント**》　医療の実践活動において，さまざまな専門職による連携・協働は不可欠である。最良かつ最適なケア提供を実現するために多職種の連携や協働が必要なチーム医療について解説する。さらに，患者・家族とともに行うチーム医療が，医療者への信頼，医療の質向上につながることを理解する。

《**キーワード**》　医療職間の連携，チーム医療，多職種協働

医療技術の高度化に伴い，医療は専門分化している。そして，これに追従して医療者に求められる役割は広範囲に拡大するとともに，複雑化している。医療現場，例えば病院には，さまざまな業務・職種があり（**表13-1**），近時の医療は，各職種の専門性の発揮が期待されている。より質の高く安心・安全な治療やケアを実施するためには，多職種が連携し協働することが重要である。そのためには，各職種の専門性や役割を互いに知り，情報共有や，意見交換をしながら，職種間の連携を図ることが必要である。

1.　チーム医療とは

チーム医療の推進についてのわが国の取り組みとして，2010（平成22）年3月19日に厚生労働省より「チーム医療の推進について　チーム医療の推進に関する検討会　報告書」[1)]が出された。その中で，「チーム医療」とは，「医療に従事する多種多様な医療スタッフが，各々の高い専門性を

表 13-1　病院における主な職種（例）

・医師　・歯科医師 ・看護師　・准看護師　・保健師　・助産師 ・看護補助者　・介護福祉士　・救急救命士　・薬剤師　・栄養士　・管理栄養士 ・調理師　・理学療法士　・作業療法士　・視能訓練士　・言語聴覚士　・義肢装具士 ・柔道整復師　・あん摩マッサージ指圧師　・診療放射線技師　・臨床検査技師　・臨床工学技士　・歯科衛生士　・歯科技工士　・精神保健福祉士　・臨床心理士　・社会福祉士（医療ソーシャルワーカー）・医療社会事業従事者　・診療情報管理士　・システムエンジニア　・事務職員（人事・労務管理、医事管理、財務管理、施設・整備管理、物品資材管理など）・清掃員　・守衛　・売店員　・運転手

前提に，目的と情報を共有し，業務を分担しつつも互いに連携・補完し合い，患者の状況に的確に対応した医療を提供すること」とされている。

　また，チーム医療がもたらす具体的な効果としては，「①疾病の早期発見・回復促進・重症化予防など医療・生活の質の向上，②医療の効率性の向上による医療従事者の負担の軽減，③医療の標準化・組織化を通じた医療安全の向上，等が期待される。」とも示されている。以下に当報告書の「基本的な考え方」を抜粋する[1]。

　・医療の高度化・複雑化に伴う業務の増大により医療現場の疲弊が指摘されるなど，医療の在り方が根本的に問われる今日,「チーム医療」は，我が国の医療の在り方を変え得るキーワードとして注目を集めている。

　・各医療スタッフの知識・技術の高度化への取組や，ガイドライン・プロトコール等を活用した治療の標準化の浸透などが，チーム医療を進める上での基盤となり，様々な医療現場でチーム医療の実践が始まっている。

　・患者・家族とともにより質の高い医療を実現するためには，1人1人の医療スタッフの専門性を高め,その専門性に委ねつつも,これをチーム医療を通して再統合していく，といった発想の転換が必要である。

・今後，チーム医療を推進するためには，①各医療スタッフの専門性の向上，②各医療スタッフの役割の拡大，③医療スタッフ間の連携・補完の推進，といった方向を基本として，関係者がそれぞれの立場で様々な取組を進め，これを全国に普及させていく必要がある。

・チーム医療を進めた結果,一部の医療スタッフに負担が集中したり,安全性が損なわれたりすることのないよう注意が必要である。また，我が国の医療の在り方を変えていくためには，医療現場におけるチーム医療の推進のほか,医療機関間の役割分担・連携の推進,必要な医療スタッフの確保，いわゆる総合医を含む専門医制度の確立，さらには医療と介護の連携等といった方向での努力をあわせて重ねていくことが不可欠である。

医療提供は病院のみならず,地域の福祉施設や在宅へも広がっている。そのため,病院内の連携のみならず,地域との連携も重要となっている。

2. チーム医療と医療安全〜多職種連携チームによる医療安全への取り組み〜

チーム医療の重要性が高まる一方で，多職種が行う複雑な医療は，エラーが起きやすくなる。多職種で形成される医療チーム内では，情報共有の不完全性やコミュニケーション不足，あるいは院内の業務管理や体制の不備など,潜在的な発生要因に起因していることが往々にしてある。

また，人間だからこそ起こし得る「うっかり」や，「無意識に」といった，ヒューマンエラーもたびたび問題となる。これは，場合によっては，個人の知識不足や注意不足，確認不足として捉えられ，個人へ非難が向けられて反省がうながされるようなこともある。しかし，個人が注意を払うだけでは，エラーは防止できない。それは，全国で同様のインシデントが繰り返されていることが物語っている。エラーを分析し，改善対

策を講じることも多職種で形成されたチームで取り組むべきことと念頭
におきたい。

　チームで改善対策に取り組むには，そのチームが活動しやすい環境づ
くりも必要である。多職種が連携する業務のエラーでは，「チーム内のメ
ンバーが誤りに気づいても声をあげることができない」，「自分一人が不
安に思っても，ほかのチームメンバーに考慮して立ち止れない」，「誤り
に気づいたスタッフや，不安に思ったスタッフの後押しができない」な
どのようにチームの中で自分の意見や懸念を言うことができず，他者の
エラーを止めることができなかったようなケースがたびたび見られる。
チームメンバーがそれぞれの能力を発揮できるためにも，あらためて
チーム医療の重要性や医療安全におけるチームの在り方を考えたい。

　世界保健機関（World Health Organization：WHO）は，WHO Patient
Safety Curriculum Guide：Multi-professional Edition 2011（WHO 患者
安全カリキュラムガイド 多職種版 2011）（以下，「ガイド」という）[2]に
おいて，医療系教育機関による患者安全教育のための効果的な能力開発
の支援を目的とした包括的な指針を提言している。

　本ガイドは，もともと患者安全教育のために，医療分野の指導者（教
育者）と学生に向けて策定されたものであるが，すでに実践現場にいる
医療者にとっても，あらためてその重要性を再認識させられるものであ
る。このガイドでは，11 項目の患者安全トピックが示されている（**表 13-
2**）。

　その 1 つの「トピック 4」に「有能なチームの一員であること」とし
て，チームワークの重要性を明確に示している。

　その内容を紹介すると，医療で効果的なチームの重要性が高まってい
る要因として，

　①医療の複雑性と専門分化の増加

表13-2　WHO患者安全カリキュラムガイド 多職種版 2011　トピックス

トピック1：患者安全とは
トピック2：患者安全におけるヒューマンファクターズの重要性
トピック3：システムとその複雑さが患者管理にもたらす影響を理解する
トピック4：有能なチームの一員であること
トピック5：エラーに学び，害を予防する
トピック6：臨床におけるリスクの理解とマネジメント
トピック7：品質改善の手法を用いて医療を改善する
トピック8：患者や介護者と協同する
トピック9：感染の予防と管理
トピック10：患者安全と侵襲的処置
トピック11：投薬の安全性を改善する

②併存疾患のある患者の増加

③慢性疾患の発生率の上昇

④世界的な労働力不足

⑤安全な労働時間を確保する取り組み

などがあげられている（ガイド）[2]。

　また，有能なチームの一員になるために医療者に必要な知識として，効果的なチームや医療チームでのコミュニケーション，意見の相違や対立（コンフリクト）を解決する方法，チームワークを阻む障害などがあげられている。

3. チームとグループの違い

　そもそもチームとは何か？　チームの定義は，前述のWHOのガイドでは，Eduardo Salas がチームを「複数の個人が共通の価値ある目標・目的・任務のために動的，相互依存的かつ適応的に相互作用する，他とは明確に区別できる集団であり，各メンバーに特定の役割または機能が割

り当てられ，かつメンバーとしての資格に期限が設けられたもの」（ガイド）[2]と定義している。

　また，ステファン・P・ロビンスは，「組織行動のマネジメント」という書籍の中で次のように解説している。「チームは，協調を通じてプラスの相乗効果（シナジー効果）を生む。個々人の努力は，個々の投入量の総和よりも高い業務水準をもたらす。グループとは，メンバーが各自の責任分野内で業務を遂行するのを助け合う事を目的に，主として情報を共有し意思決定を行うための互いに交流する集団である。グループでは，能力と努力の重ね合わせを必要とするような集団作業の必要も機会もない。したがって，その業績は個々のメンバーの貢献の総和にすぎない。全体的な業務水準を投入量の総和よりも高くするようなプラスの相乗効果はない。」と述べている[3]。

　まず，チームは，「単に集団を形成するだけのグループとは異なる。」と考えることが，チーム医療の出発点であるように思われる。

　有能なチームとは，患者を含むメンバー全員が互いにコミュニケーションをとり，各自の観察，専門知識，意思決定における責任を結集させて，最適な患者ケアを行えるチームのことである。臨床的な責任や各専門職としての責任がチーム内の複数のメンバーに分散していると，医療従事者と患者の間のコミュニケーションや情報の流れが複雑化する可能性がある。この結果，患者が複数の医療従事者に同じ情報を繰り返し伝えなければならないといった事態も起こりうる。

　さらに注意しなければならないことは，チーム内でコミュニケーションに齟齬が生じると，診断，治療，退院などが遅れたり，検査結果のフォローアップが不十分になったり，患者にとって不利益が生じることである。

4. 患者もチームの一員であることを常に意識する

医療従事者は，医療チームがいかに有効に機能するかということや，患者とその家族もチームの一員であることを知っておく必要がある。

チームは多職種で編成されたものだけではない。単一の職種だけで構成されたチームもある。メンバーが固定されている場合もあれば，メンバーが入れ替わるチームもある。また，病院内の外来，病棟，集中治療室（ICU）のような部署ごとのチームもあれば，地域の介護施設のチームもある。また，緊急対応チームやがん治療チームのような目的別のチームもある。

これらのどんなチームにおいても，「患者を常にチームの一員として考える必要がある」とWHOのガイドでも触れられている。患者は，自宅や，病院などさまざまな場で治療を受けるが，それぞれの場所において，医療スタッフ（メンバー）と患者が良好なコミュニケーションをとることも大切である。その理由として，「患者を交えた意思決定とインフォームドコンセントが重要であるだけでなく，患者をチームの一員に加えることで，医療の安全性と質を改善することが可能となる。これは，患者が貴重な情報源であり，患者だけが医療の最初から最後まで関与できるためである。患者はまた，自身の疾患や症状の体験について詳細な情報をもっている」と説明されている（ガイド）[2]。

5. チームワークの重要性とチームトレーニングの必要性

患者安全に直接的な好影響を及ぼすものは，医療において効果的なチームワークである。1999年の医学研究所（Institute of Medicine：IOM）の報告書「人は誰でも間違える（TO ERR IS HUMAN）」[4]（p 186 参照）

は非常に有名であるが，ここには医療機関が安全システムを設計すると
きの原則として「有効なチーム機能の強化」があげられている。具体的
には，①チームの働く人々をトレーニングする，②安全設計と医療プロ
セスに患者を参加させるである。つまり，患者にとって最適で最良な
チーム医療を提供するには，チームワークが重要であり，さらにチーム
を機能させるための訓練が必要であるとされている。

（1）ノンテクニカルスキル

　これまで述べてきたように，医療は，専門職能を持つスタッフが職種
部門を形成し，多職種の専門家の共同作業によって行われている。業務
に直結した専門知識や技量を「テクニカルスキル」という。たとえば，
薬剤では，調剤技術や薬学的知識など，看護では，看護技術，外科医師
は手術手技といった技術を指す。

　一方，このテクニカルスキルに対する言葉として，ヒューマンエラー
を避け，安全確保していくための 1 人 1 人が持つべきスキルとして，状
況認識（作業環境に対する注意），意思決定，コミュニケーション，リー
ダーシップ，ストレスマネジメント，疲労への対処などがあり，それを
「ノンテクニカルスキル」という。「チームワーク」もノンテクニカルス
キルである。ノンテクニカルスキルは，航空機の運航乗務員らにおいて，
安全を保つための持つべきスキルとして発達してきたものであり，医療
安全においても重要なスキルとして注目されている。そして，チームの
パフォーマンス向上には，チームとして協調（共通理解）するためのト
レーニングが必要といわれている[5]。

（2）チームトレーニング　−チーム STEPPS−

　「チーム STEPPS」（チームステップス）は，米国で開発された医療安

全を推進するためのチームトレーニングである。1995年頃より，米国国防総省（Department of Defense：DOD）の研究助成によってチームトレーニングの研究が始まり，医療品質研究調査機構（Agency for Healthcare Research and Quality：AHRQ）との協力でエビデンスに基づいて開発されたものである。全米の軍関係の病院などで導入され，医療安全の推進・質の向上に成果をあげているといわれている。チームSTEPPSは，WHO患者安全カリキュラムガイド多職種版でも紹介されており，わが国でも，国立保健医療科学院の種田憲一郎先生によって日本に紹介され，チームSTEPPSの日本語版翻訳をはじめ普及しつつある。

　チームSTEPPSは，Team Strategies and Tool to Enhance Performance and Patient Safetyの，Strategies（戦略）のS，Tool（ツール（方法・手段））のT，Enhance（高める）のE，Performance（実践）のP，Patient Safety（患者安全）のPSという頭文字をとった名称であり，日本語に直訳すると「チームとしてのよりよい実践と患者安全を高めるためのツールと戦略」となる。

　チームSTEPPSでは，チームのパフォーマンスを改善し，チーム医療の実践に必要な，チームを形成する4つのコアになるコンピテンシー（実践能力，眼で見える能力，業績に直結する能力を意味する）が必須だと提案されている。それは「リーダーシップ」，「状況モニター」，「相互支援」，「コミュニケーション」とされており，これらのコンピテンシーを身につけるための「行動とスキル」，「ツールと戦略」を，チームとして学ぶプログラムが作成されている。このコンピテンシーは，まさに前述したノンテクニカルスキルである。

　たとえば，与薬業務は，医師から薬剤師へ，そして看護師へと複数の職種や部門が連携関与して実施されている。与薬は，医師の指示のもと

に実施される業務である。よって「指示や処方するのは医師の責任であり，医師が指示したことだから絶対である」という声を看護師から聞くことがある。しかしながら，看護師の直接行為による与薬に関するエラーは，多くの場合に看護師に法的責任が問われていることも事実である。医師の指示に対して疑問や違和感を持ったら確認することが，きわめて大切である。これは最もコストがかからず簡単なことのように思えるが，実は難しい状況も事例報告されている。例えば，セクショナリズムや権威勾配といった職場環境の問題が，時に「聞けない」「疑義照会できない」という根強い悪しき状況が要因となっている場合もある。このようなコミュニケーションの問題を解決することも，医療安全管理においても基本である。

　自分の懸念を相手に表出できないような状況に対し，チーム STEPPS では，チームのメンバー全員が率直に意見を言えるようにするためのツールや，チームメンバー間で情報を効果的にやりとりする方法などがいくつか開発されている。以下チーム STEPPS プログラムよりツールの一部を紹介する。

　・ブリーフィング・デブリーフィング

　チームとして業務を開始する際の打ち合わせ（ブリーフィング）を行い，業務が終了する際には振り返り（デブリーフィング）をする。

　・ハンドオフ（Hand Off）

　アメリカンフットボールで直接ボールを味方の選手に手渡すことから由来する業務の引き継ぎのことをいう。引き継ぎ（申し送り）は，情報を正確にやり取りするためにきわめて重要な過程である。

　・バトンを手渡します　I pass the baton

　安全に業務の引継ぎを行うための 10 項目の頭文字をとったツール「I pass the baton」（バトンを手渡します）が推奨されている[2,5]。

I	Introduction（自己紹介）	自身の氏名，役割，業務
P	Patient	患者の氏名，年齢，性別，識別情報
A	Assessment（評価）	現在の主訴，バイタルサイン，症状，診断
S	Situation（状況）	現在の状態や状況，環境
S	Safety Concern（安全上の心配・関心事）	重大な検査結果，アレルギー，注意すべきこと（転倒転落など）
The		
B	Background（背景）	既往歴，家族歴，使用中の薬剤など
A	Action（対応）	すでにとられた対応，何が今後必要か
T	Timing（タイミング）	緊急性の程度，対応の優先準備など
O	Ownership（責任の所在）	責任を負う主体を特定（個人ないしチーム）
N	Next（予測）	予測される変化

　多職種のチームワークとコミュニケーションにおいて，「カンファレンスの開催」も重要である。カンファレンスとは「会議・協議」を意味し，個々の患者状況に対して適切な治療・ケアを実施するために行われるケアカンファレンスや，事例を振り返り問題点や解決策を検討していくケースカンファレンスなどがある。

　なお，このカンファレンスなどでチーム内での意見の対立や不一致を解決する能力がきわめて重要とされている。患者に適切で最良な医療を実施するためには，各専門職が自分の意見を自由に主張できる環境が必要である。

　そのためには，心理的安全性（psychological safety）が必要とされている。「心理的安全性」とは，エドガー・シャインらによって1965年に提示され，エイミー・エドモンドソンが1999年に概念を提唱した。山口は，「エドモンドソンによれば，チームの心理的安全性とは，このチームでは率直に自分の意見を伝えても，他のメンバーがそれを拒絶したり，攻撃したり，恥ずかしいことだと感じたりして，対人関係を悪くさせる

ような心配はしなくてもよいという信念が共有されている状態を意味する」と解説している[6]。

またピョートルは「メンバー1人1人が安心して，自分が自分らしくそのチームで働ける」と表現している[7]。

心理的安全性が高いチームは，各自が主体的な行動をとり，チーム内のアイデアを効果的に活用することができるという。

医療者は，自身の業務環境が，対人リスクが発生していないか認識することが重要である。

6. まとめ

医療は，多職種の専門家による共同作業であるため，各職種が悩んでいる問題点を各部署で背負いこむのではなく，それぞれの専門が協力して組織横断的な対策を皆で講じる必要がある。そのために，多くの施設では多職種で結成されたワーキングやプロジェクトなどのチームを結成し問題解決に取り組んでいる。

WHOのガイドでは「成功を収めるチーム」の特徴として，以下の要素を紹介している[2]。

```
① 共通の目的
② 測定可能な目標
③ 有効なリーダーシップ
④ 効果的なコミュニケーション
⑤ 良好な結束
⑥ メンバー間の敬意
```

職種の違いは，より多角的に問題解決の糸口を見つけやすくする。お互いの職種の領域は，ある部分で重なり合って干渉し合うからこそ，そ

こに議論が生まれ，この積み重ねがチーム医療であり，医療安全を考えるヒントがあるものと思われる。

WHOのガイドでは，「チームワークの原則を適用する方法」として具体的に以下のように紹介されている[2]。

①チームへの自己紹介を欠かさないようにする

②指示を復唱し，コミュニケーションのループを完成させる

③思い込みを避けるため，明確な言葉で話す

④不明な点があれば質問や確認をし，はっきりさせる

⑤指示を出すときには必ず相手の方をみる

⑥自分の役割をはっきりさせる

⑦主観的な言葉ではなく，客観的な言葉を用いる

⑧メンバーの名前を覚え，呼びかけるときは名前でよぶ

⑨必要なときには，はっきりと主張する

⑩わからないことがある場合は，他者の視点から考えてみる

⑪チームで活動を開始する前には，ブリーフィング（打合せ）を行い，終了後にはデブリーフィング（振り返り）を行う

⑫対立が起きたときには，「誰が」が正しいかではなく，患者にとって「何が」正しいかに集中する

とくに⑫は，非常に重要であり，チーム医療を実践するために基本となるフレーズである。われわれ医療従事者は，これまで医療の中心は患者であることを認識しながら，それぞれの職域において最善を尽くしてきた。さらに今日では，チーム医療が推し進められ，多職種の専門家の連携を密にし，協働していくことより，高度な医療を提供している。さらに安全な医療を実践するためには，誰が何をすべきかを，職域を越え医療チーム全体で考え続けることが大切である。

学習課題

1．医療をチームとして取り組む意義について説明してみよう。
2．チーム医療の課題（とくに医療事故の原因となる）について説明してみよう。
3．患者を含めたチームとしての協働の在り方を説明してみよう。

引用文献

1）厚生労働省：チーム医療の推進について（チーム医療の推進に関する検討会　報告書）.
　http://www.mhlw.go.jp/shingi/2010/03/dl/s0319-9a.pdf（2020 年 9 月 1 日確認）
2）東京医科大学：WHO 患者安全カリキュラムガイド　多職種版，2011.
　http://meded.tokyo-med.ac.jp/wp-content/themes/mededu/doc/news/who/WHO%20Patient%20Curriculum%20Guide_A_01.pdf（2020 年 9 月 1 日確認）
3）ステファン・P・ロビンス：新版 組織行動のマネジメント—入門から実践へ，髙木晴夫（監訳），p 172，ダイアモンド社，2009
4）L．コーンほか：人は誰でも間違える—より安全な医療システムを目指して，p 211，日本評論社，2000
5）山内豊明，荒井有美（編）：医療安全 多職種でつくる患者安全をめざして，p 58-59，南江堂，2015
6）山口裕幸：組織の「心理的安全性」構築への道筋. 医療の質・安全学会誌 15：366-371，2020
7）ピョートル フェリクス・グジバチ：世界最高のチーム，朝日新聞出版，2018

参考文献

・相馬孝博：ねころんで読める WHO 患者安全カリキュラムガイド—医療安全学習にそのまま使える これだけは知っておきたい（医療安全 BOOKS），メディカ出版，

2013
・エイミー・C・エドモンドソン：恐れのない組織—「心理的安全性」が学習・イノベーション・成長をもたらす，野津智子（訳），英治出版，2021

14 │ 看護のキャリア形成

山内　豊明

《**目標＆ポイント**》　医療専門職である看護職になる道は多数あり複雑でもある。この看護入門教育のさまざまの現状を知るとともに，入門後の卒後教育，専門職としての生涯にわたる継続教育，卓越した経験やより深い専門性に基づく認定看護師制度，専門看護師制度とその教育システム，さらには看護職の活動を拡大することへつながる特定行為研修制度などについても学ぶ。
《**キーワード**》　看護職への道，看護入門教育のさまざま，看護卒後教育，専門職としての生涯教育制度，特定行為研修

1. 看護職に関する免許資格と免許取得までの教育パス（ルート）

（1）看護師・准看護師

　医師や薬剤師の免許資格が単一である点で大きく異なり，看護職といっても，その免許資格は1種類ではない（**表 14-1**）。正看護師（正看）は准看護師に対比して用いられる俗語であり，正式な免許資格は「看護師」である。いわゆる看護師は厚生労働大臣による免許であるが，准看護師の免許者は都道府県知事（滋賀県，京都府，大阪府，兵庫県，和歌山県，徳島県においては，府県知事ではなく関西広域連合長）である。（免許や業務範囲の違い等については第6章「看護の行為と法との関係」を参照のこと）。

　看護職への道を歩む際の前提条件としては，前者の「看護師」は，その養成課程に入るための学歴要件が高等学校卒業相当であるが，後者の

表 14-1 法律によって定められた資格（保健師助産師看護師法，1948 年制定）

職種	業務分野
保健師	厚生労働大臣の免許を受けて，保健師の名称を用いて，保健指導に従事することを業とする者
助産師	厚生労働大臣の免許を受けて，助産又は妊婦，じよく婦若しくは新生児の保健指導を行うことを業とする女子
看護師	厚生労働大臣の免許を受けて，傷病者若しくはじよく婦に対する療養上の世話又は診療の補助を行うことを業とする者
准看護師	都道府県知事の免許を受けて，医師，歯科医師又は看護師の指示を受けて，傷病者若しくはじよく婦に対する療養上の世話又は診療の補助を行うことを業とする者

「准看護師」の場合は，准看護師養成課程で学ぶために必要とされる学歴要件は中学校卒業相当であり，看護師・准看護師では，いわゆるエントリー・レベルが同じではない（図 14-1）。

　しかし，看護師になるためには必ずしも高等学校卒業以上の学歴がなければならないものでもない。高等学校卒業後，3 年制の看護師養成課程を経た場合は，最短 21 歳で看護師免許が取得できるが，准看護師養成課程を修了し 2 年課程を経ることによる看護師国家試験受験資格への道がある（図 14-2）。この教育パス（ルート）を通称「進学コース」といい，この進学コースが含まれた 5 年一貫教育課程もある。この 5 年一貫コースは高等学校の衛生看護学科に設置あるいは併設されており，したがって，最年少としては 20 歳で看護師になることも教育制度・免許制度上可能なのである。

　このように同一免許に対してそもそも複数の教育パス（ルート）があり，さらに看護師の養成課程を大学や短期大学で展開するのか，専修学校や各種学校で展開するのか，という高等教育機関別の組み合わせもあるため，現実には非常にさまざまかつ複雑な教育パス（ルート）が存在

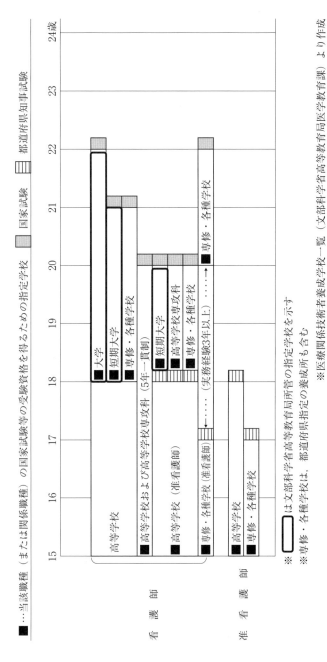

図 14-1　看護師および准看護師養成に係る学校状況（2019 年 5 月現在）

※　□ は文部科学省高等教育局所管の指定学校を示す

※　専修・各種学校は，都道府県指定の養成所も含む

※医療関係技術者養成学校一覧（文部科学省高等教育局医学教育課）より作成

[出典：大学における看護系人材養成の在り方に関する検討会（第 1 回）配布資料，資料 4，p2（文部科学省）（https://www.mext.go.jp/b_menu/shingi/chousa/koutou/098/gijiroku/_icsFiles/afieldfile/2019/05/27/1417062_4_1.pdf）（2020 年 4 月 28 日に利用）]

■…当該職種（または関係職種）の国家試験等の受験資格を得るための指定学校　■ 国家試験　▤ 都道府県知事試験

している。2017 年現在の看護師国家試験受験資格を得る教育課程の養成課程別数と 1 学年定員 67,052 人の内訳は，看護師国家試験の受験資格を 267 校の 4 年制大学で得ている者が 34％の 22,656 人，576 校の養成期間 3 年以上の短期大学や専修学校や各種学校で得ている者が 45％の 30,207 人，78 校の 5 年一貫教育で得ている者が 6％，4,199 人であり，残りの 15％である 9,990 人は准看護師試験受験資格を持ち 169 校の 2 年課程を修了した者となっている（**図 14-2**）。

　ちなみにこのような看護職になるための複雑な教育パス（ルート）はわが国独自のものとも限らない。米国においても複雑な教育パス（ルート）となっている。4 年制大学課程，伝統的な 3 年制の看護学校あるいは 2 年制課程のコミュニティーカレッジで学び，それぞれ学士（BSN），修了（Diploma），専門士・準学士（AD）を得て，日本でいう看護師である RN（Registered Nurse）免許の受験資格を得ることができる点ではわが国の教育・免許制度に類似している。一方，看護師免許を取った後に，専門士・準学士（AD）から学士（BSN）になるための，いわゆる学歴を重ねていくためのさまざまなコースが充実している点は，わが国と大きく異なっている。これは米国においては，単に看護師免許の有無だけでなく，教育背景・学歴も適切に評価されていることが背景にある。

　昨今わが国では，看護師免許を得る教育課程が従来の 3 年制課程から 4 年制の大学教育へと移行しつつある（**図 14-3**）。長い間，4 年制の大学教育での看護師養成機関の数は 1 桁であったが，同時期米国では 600 以上の看護学学士課程が存在していた。しかし，1991（平成 3）年の大学設置基準の改正以降 2 桁となって以来飛躍的にその数は増え，1996（平成 8）年には学士課程を持つ大学は 46 校となり，さらに 2019（平成 31）年には 272 校となっている。その内訳を設置主体別に分析してみると，2004（平成 16）年までは国公立大学が増えていたが，その後は私立大学

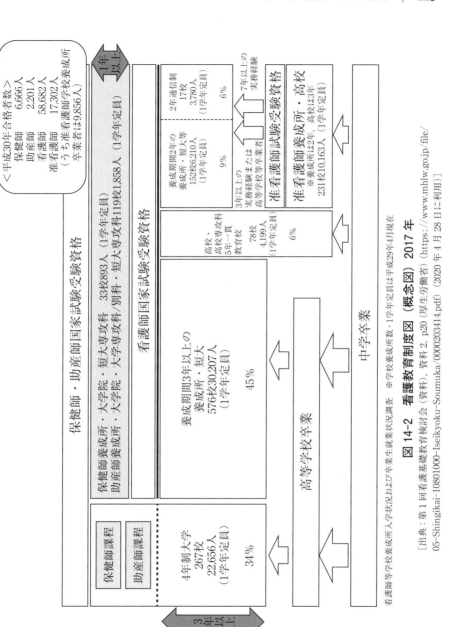

図 14-2　**看護教育制度図（概念図）2017 年**

看護師等学校養成所入学状況および卒業生就業状況調査　※学校養成所数・1学年定員は平成29年4月現在

[出典：第 1 回看護基礎教育検討会（資料）．資料 2．p20（厚生労働省）(https://www.mhlw.go.jp/file/
05-Shingikai-10801000-Iseikyoku-Soumuka/0000203414.pdf)（2020 年 4 月 28 日に利用)]

2019年度の教育課程数は，272大学，285課程（1大学で複数の教育課程を有する大学がある）

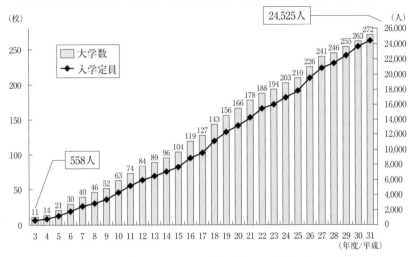

図 14-3　看護系大学数および入学定員の推移（2019 年）

［出典：大学における看護系人材養成の在り方に関する検討会（第 1 回）配布資料，資料 4，p10（文部科学省）（https://www.mext.go.jp/b_menu/shingi/chousa/koutou/098/gijiroku/_icsFiles/afieldfile/2019/05/27/1417062_4_1.pdf）（2020 年 4 月 28 日に利用）］

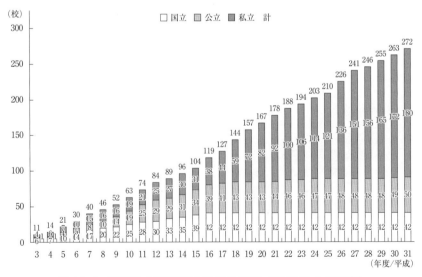

図 14-4　国公私立別看護大学数の推移（2019 年 4 月現在）

［出典：大学における看護系人材養成の在り方に関する検討会（第 1 回）配布資料，資料 4，p11（文部科学省）（https://www.mext.go.jp/b_menu/shingi/chousa/koutou/098/gijiroku/_icsFiles/afieldfile/2019/05/27/1417062_4_1.pdf）（2020 年 4 月 28 日に利用）］

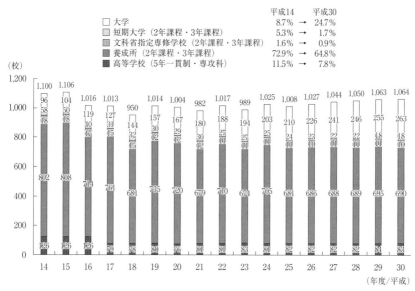

	平成14		平成30
□ 大学	8.7%	→	24.7%
▨ 短期大学（2年課程・3年課程）	5.3%	→	1.7%
▨ 文科省指定専修学校（2年課程・3年課程）	1.6%	→	0.9%
▨ 養成所（2年課程・3年課程）	72.9%	→	64.8%
■ 高等学校（5年一貫制・専攻科）	11.5%	→	7.8%

＊医療関係技術者養成学校一覧（文部科学省高等教育局医学教育課）より作成

図14-5　看護師学校・養成所数の推移（2018年5月現在）

［出典：大学における看護系人材養成の在り方に関する検討会（第1回）配布資料，資料4，p4（文部科学省）（https://www.mext.go.jp/b_menu/shingi/chousa/koutou/098/gijiroku/_icsFiles/afieldfile/2019/05/27/1417062_4_1.pdf）（2020年4月28日に利用）］

の増え方が著しい（**図14-4**）。この動向に伴い従来の3年制課程はどうかとみてみると，大学が増えたことによって看護師国家試験受験資格者を養成する機関数全体に占める比率は低くなっているものの（**図14-5**），3年制課程養成機関の数と入学定員は減っておらずほぼ横ばいである（**図14-5，図14-6**）。

（2）保健師・助産師

さらに関連資格としては保健師と助産師の免許がある。この保健師・助産師として免許を受けるためには，いずれも看護師の養成課程を修了

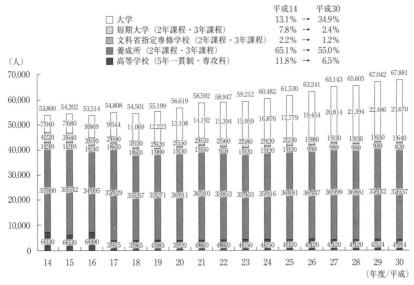

＊医療関係技術者養成学校一覧（文部科学省高等教育局医学教育課）より作成

図14-6　看護師学校・養成所数の入学定員の推移（2018年5月現在）

［出典：大学における看護系人材養成の在り方に関する検討会（第1回）配布資料，資料4，p5（文部科学省）（https://www.mext.go.jp/b_menu/shingi/chousa/koutou/098/gijiroku/_icsFiles/afieldfile/2019/05/27/1417062_4_1.pdf）（2020年4月28日に利用）］

していることが前提である（**図14-7**）。かつては看護師養成課程修了という教育履歴だけで保健師や助産師になることができたが，本来である看護師としての能力を担保する看護師国家試験に合格しないまま保健師・助産師になることもできた制度上の問題があった。そのため現在では看護師養成課程を修了しても看護師国家試験に合格し看護師籍への登録がなければ，たとえ保健師や助産師の養成課程を修了して保健師国家試験・助産師国家試験に合格しても保健師・助産師として免許が与えられることはないように制度改正がなされている。つまり改正後の制度では保健師・助産師は当然看護師の免許を持っていることになる（この制

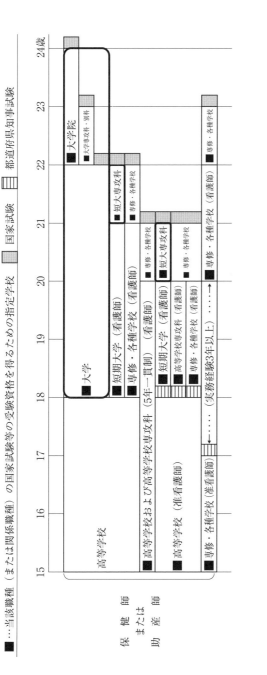

■…当該職種（または関係職種）の国家試験等の受験資格を得るための指定学校

■ 国家試験　　▤ 都道府県知事試験

図 14-7　助産師および保健師養成に係る学校状況（2019 年 5 月現在）

※ ⬜ は文部科学省高等教育局所管の指定学校を示す

※ 専修・各種学校は，都道府県指定の養成所も含む

＊医療関係技術者養成学校一覧（文部科学省高等教育局医学教育課）より作成

［出典：大学における看護系人材養成の在り方に関する検討会（第 1 回）配布資料，資料 4，p3（文部科学省）（https://www.mext.go.jp/b_menu/shingi/chousa/koutou/098/gijiroku/_icsFiles/afieldfile/2019/05/27/1417062_4_1.pdf）（2020 年 4 月 28 日に利用）］

度改正前に保健師・助産師の免許を受けた者は必ずしもそうではない）。

（3）免許資格と性別

　さかのぼれば看護師・准看護師と名称変更がなされるまでは，看護婦（男性の場合は看護士），准看護婦（男性の場合は准看護士）と，性別と資格名称が紐づく免許であった。これは関連する免許資格である保健師・助産師についても同様で，それぞれ保健婦（男性は保健士）・助産婦（男性に対しては，現時点でも助産師の国家試験受験も認められていない）とされていた。

　免許資格に性別要件があり，それが免許名称に反映されている専門職としては，さまざまな国家資格を見渡しても，そもそもあまり例が多くなかった。かつての保母（男性の場合でも正式には保母であった）も，1999年の男女雇用機会均等法の大幅な改正に伴い，資格を規定する児童福祉法施行令が改正され保育士と統一されたように，2001年に資格を規定する保健師助産師看護師法の改正を経て，現在では看護職免許については性別に紐づくことは解消されている。

　しかしその中で，名称こそ助産師でありながら，資格試験受験資格要件に性別条項が残っている助産師は珍しく，男性には助産師免許取得は現在でも実質的に不可能である。ちなみに助産師養成課程への入学要件には性別条項はないため，助産師国家試験は現時点で受験できないながらも助産師養成課程を修了している男性は複数いる。これはつまり教育課程と免許取得の制度が完全一致していない稀有な実例でもある。

2. 看護師免許取得教育の質の向上

　時代とともに医療専門職に求められる資質は変化しますます高度化している。看護に対しても，より高度な質が求められ，看護の質の向上の

表 14-2　看護師に求められる実践能力と卒業時の到達目標

看護師の実践能力	構成要素	
Ⅰ群 ヒューマンケアの基本的な能力	A B C D	対象の理解 実施する看護についての説明責任 倫理的な看護実践 援助的関係の形成
Ⅱ群 根拠に基づき，看護を計画的に 実践する能力	E F G H	アセスメント 計画 実施 評価
Ⅲ群 健康の保持増進，疾病の予防， 健康の回復にかかわる実践能力	I J K L	健康の保持・増進，疾病の予防 急激な健康状態の変化にある対象への看護 慢性的な変化にある対象への看護 終末期にある対処への看護
Ⅳ群 ケア環境とチーム体制を理解し 活用する能力	M N O P Q	看護専門職の役割 看護チームにおける委譲と責務 安全なケア環境の確保 保健・医療・福祉チームにおける多職種との協働 様々な場における保健・医療・福祉の連携につい て理解する
Ⅴ群 専門職として研鑽し続ける基本 能力	R S	継続的な学習 看護の質の改善に向けた活動

［出典：看護教育の方法と内容に関する検討会報告書，p3-4（厚生労働省）（https://www.mhlw.
go.jp/stf/houdou/2r9852000001310q-att/2r9852000001314m.pdf）（2020 年 4 月 28 日に利用）］

　ために，入門段階，新人としての入職段階，さらには生涯を通じたキャ
リア形成など，さまざまな場面での質の担保・向上への取り組みがなさ
れている。これに実務的に対応できるように，入門教育場面ではこれま
でも，看護師に求められる実践能力と卒業時の到達目標（案）（**表 14-2**）
を明確化するなどを通して看護基礎教育を充実させてきた。
　それによれば，看護師の実践能力を，Ⅰ群 ヒューマンケアの基本的な
能力，Ⅱ群 根拠に基づき，看護を計画的に実践する能力，Ⅲ群 健康の
保持増進，疾病の予防，健康の回復にかかわる実践能力，Ⅳ群 ケア環境

とチーム体制を理解し活用する能力，Ⅴ群　専門職者として研鑽し続け
る基本能力，と5つの群に分け，さらにそれらの下位項目として計19項
目から構成され，それぞれについて具体的に到達目標が示されている。
　さらにこの看護師に求められる実践能力と卒業時の到達目標（案）は

表 14-3　5つの能力群と 20 の看護実践能力の一覧

Ⅰ群　ヒューマンケアの基本に関する実践能力
1）看護の対象となる人々の尊厳と権利を擁護する能力 2）実施する看護について説明し同意を得る能力 3）援助的関係を形成する能力
Ⅱ群　根拠に基づき看護を計画的に実践する能力
4）根拠に基づいた看護を提供する能力 5）計画的に看護を実践する能力 6）健康レベルを成長発達に応じて査定（Assessment）する能力 7）個人と家族の生活を査定（Assessment）する能力 8）地域の特性と健康課題を査定（Assessment）する能力 9）看護援助技術を適切に実施する能力
Ⅲ群　特定の健康課題に対応する実践能力
10）健康の保持増進と疾病を予防する能力 11）急激な健康破綻と回復過程にある人々を援助する能力 12）慢性疾患および慢性的な健康課題を有する人々を援助する能力 13）終末期にある人々を援助する能力
Ⅳ群　ケア環境とチーム体制整備に関する実践能力
14）保健医療福祉における看護活動と看護ケアの質を改善する能力 15）地域ケアの構築と看護機能の充実を図る能力 16）安全なケア環境を提供する能力 17）保健医療福祉における協働と連携をする能力 18）社会の動向をふまえて看護を創造するための基礎となる能力
Ⅴ群　専門職者として研鑽し続ける基本能力
19）生涯にわたり継続して専門的能力を向上させる能力 20）看護専門職としての価値と専門性を発展させる能力

［出典：大学における看護系人材養成の在り方に関する検討会最終報告，p13-14（文
部科学省）（https://www.mext.go.jp/b_menu/shingi/chousa/koutou/40/toushin/
_icsFiles/afieldfile/2011/03/11/1302921_1_1.pdf）（2020 年 4 月 28 日に利用）］

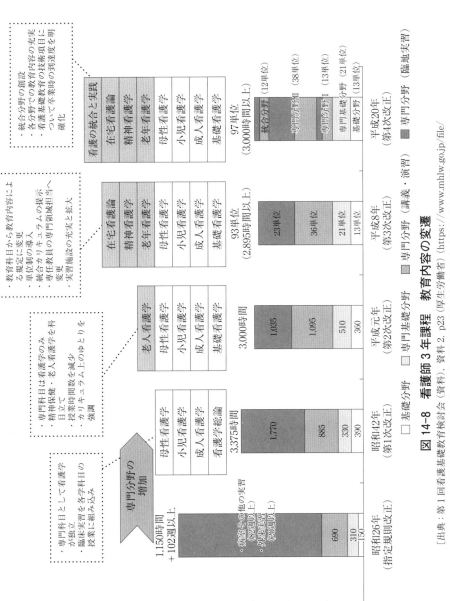

図14-8　看護師3年課程　教育内容の変遷

[出典：第1回看護基礎教育検討会（資料），資料2，p23（厚生労働省）（https://www.mhlw.go.jp/file/
05-Shingikai-10801000-Iseikyoku-Soumuka/0000203414.pdf）（2020年4月28日に利用）]

大学における教養教育科目とも関連させて，看護学の学士課程修了時の，すなわち看護系大学卒業時の到達目標としても文部科学省の検討会報告で提示されている（**表 14-3**）。

　看護師への入門基礎教育の具体的な変遷は，修了に必要とされる時間のみならず，その内容の変遷も著しい（**図 14-8**）。1949 年に制定された教育を規定する保健師助産師看護師学校養成所指定規則は，1951 年に大幅な全面改正されて以来，2020 年公布，2021 年施行の第 5 次改正にいたるまで時代の変化に呼応して改正を積み重ねてきた。

　とくに直近の第 5 次改正においては，総時間数は削除のうえで総単位数を 97 単位から 102 単位に充実し，各養成所の裁量で領域ごとの実習単位数を一定程度自由に設定できるよう，臨地実習の単位数を設定したこと，情報通信技術（information and communication technology：ICT）を活用するための基礎的能力やコミュニケーション能力の強化に関する内容の充実，臨床判断能力などに必要な基礎的能力の強化のため解剖生理学などの内容の充実，対象や療養の場の多様性に対応できるよう「在宅看護論」を「地域・在宅看護論」に名称変更し，内容を充実するなど，社会における看護ニーズの変化に応じたものとなっている。

3. 入職時の看護職の質の担保とその標準化に向けて

　2009 年 7 月の保健師助産師看護師法ならびに看護師等の人材確保の促進に関する法律の改正により，2010 年 4 月 1 日から新たに業務に従事する看護職員に臨床研修等が努力義務となっている。その臨床研修等を実施するためにガイドラインが設けられた。同様のガイドラインは保健師編も用意されている。さらにこの新人看護職員研修ガイドラインについては，より詳細な改訂版が出されている。このガイドラインには各医療機関で研修を実施する際に必要となる事項が記載されており，Ⅰ．新

人看護職員研修ガイドラインの基本的な考え方，Ⅱ．新人看護職員研修，Ⅲ．実地指導者の育成，Ⅳ．教育担当者の育成，Ⅴ．研修計画，研修体制等の評価，から構成されている。中でもⅡ．新人看護職員研修については，研修内容と到達目標として 1 年以内に経験し修得を目指す項目とその到達の目安が具体的に示されている。さらには研修方法および研修評価にも言及されている。研修に際しての研修体制や研修方法については，各医療機関の特性，研修に対する考え方，職員の構成等に合わせて行うことを前提としている。あくまで例示としており全医療機関一律なものとまではされていないが，このような例示により，看護職員の質の担保について標準化されたことは重要な意味を持つことである。

4. 生涯を通じたキャリア形成

　自動車の運転免許などには更新制度がある。免許の更新とは，免許資格を新たに取り直すことではなく，その時点に必要とされる運用能力を持ち合わせていることの確認である。自動車を運転する場合には，その時点での有効な法令などを遵守できなければならないし，大きな事故につながる可能性のある自動車を害なく操作し運行できるための視力などが保持されていることを確認することは当然であると思われる。

　医療ケアに関する知識や技術は日々進歩し，社会における医療ケアの在り方も変化していくものである。それゆえに，免許取得の時点での知識や技能，あるいはその時点で有効とされていた社会制度への遵守だけでは，現状についていくことはできない。他に先んじて先を争うように最新の知識や技術を得ていくことは必ずしも必要ではないかもしれないが，いわゆる昔取った杵柄のままで臨床を続けていくことはあってはならない。

　わが国の医療職の免許制度にはその更新についての制度がセットとし

て備わっていない。そもそも医療行為は心身への侵襲を伴うものである。このことからしても医療者は常日頃より，みずからの知識や技能を最善に保つことで，医療ケアの大原則である「害するなかれ」を最低限担保しなければならないし，患者の不利益を限りなく避けなければならないのである。つまり，たとえ更新制度という外的な動機づけがなくとも，みずから提供する医療ケアについての自発的な質担保は専門職としての当然の責務である。

このことからしても，医療専門職である看護職者は，その責務を果たすためには生涯にわたって研鑽を続けなければならない。さらには，より質の高い看護ケアを提供できるように，常に向上心を持ってみずからのキャリア形成に臨むべきである。このキャリア形成は，臨床経験を積んでいくことで，非言語的に経験を通して身についていくこともあろうが，可視化された知識を意図的に吸収し，組織化された技能体系を系統的に習得していくことで形成していく場合もある。その習得に対して，明確な基準を持って担保する場合もある。資格の認定などは，この知識や技能をある基準を持って担保するものである。

世間一般に「認定」の仕組みにはさまざまなものがあり，その質保証の程度もさまざまである。看護職者に対して公的な行政組織として認定するような制度はなく，実際は任意の団体組織によるものになる。その認定母体の影響力や認定そのものについての在り方の考え方や認定することについての責任の所在などの違いにより，あらゆる認定を一くくりにはできない。いわゆる広く認知され支持されているものもあれば，そうでないものまで，ある意味玉石混交であるのが現実であろう。

さらに看護職者そのものを認定するという在り方ではなく，臨床行為についてその運用力を持ち合わせていることについての質担保という認定の在り方もある。ここでは広く認知されその実績を積んできた日本看

護協会による認定制度である「認定看護師制度」「専門看護師制度」について言及するとともに，新たな動向として，医療場面での特定の医療行為に対して，その運用ができる能力を認定する仕組みとしての「看護師特定行為研修制度」について解説する。

（1）認定看護師制度

　公益社団法人日本看護協会による看護職者の認定制度の一つであり，特定の看護分野において，熟練した看護技術と知識を用いて水準の高い看護実践のできる認定看護師を社会に送り出すことにより，看護現場における看護ケアの広がりと質の向上を図ることを目的としている。認定看護師（certified nurse：CN）とは，日本看護協会認定看護師認定審査に合格し，ある特定の看護分野において，熟練した看護技術と知識を有することが認められた者のことである。認定看護師は特定の看護分野において，個人，家族及び集団に対して，高い臨床推論力と病態判断力に基づき，熟練した看護技術及び知識を用いて水準の高い看護を実践する（実践），看護実践を通して看護職に対し指導を行う（指導），看護職等に対しコンサルテーションを行う（相談），の３つの役割を果たすとされている。

　認定看護師になるには，日本国の看護師免許を有し，看護師免許取得後，実務研修が５年以上（うち３年以上は認定看護分野の実務研修）あり，6ヵ月 615 時間以上の認定看護師教育機関（課程）を修了し，筆記試験による認定審査に合格することで，認定看護師に登録され，認定証が交付される。そして，看護実践と自己研鑽の実績についての書類審査により，５年ごとに認定資格の更新をする必要がある。

　1996 年から始まった認定看護師教育課程はその数を増し（**図 14-9**），教育課程を修了して認定看護師として登録されている人数は，2019 年 7

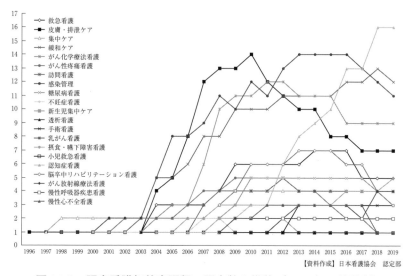

図14-9　認定看護師教育課程　認定数の推移（2019年4月現在）
［日本看護協会：認定看護師教育課程　認定数の推移，2019より作成］

　月現在で20,960名であり，21の認定分野で，全国で活躍をしている（**図14-10**）。

　この認定看護師制度については特定行為研修との関連から新たな動きがある。認定看護師養成教育に関しては2020年からA課程，B課程の両方の教育課程が並存する。その「特定の」とされる看護分野には，現在21分野ある認定看護分野（A課程：特定行為研修を組み込んでいない教育課程），19分野ある認定看護分野（B課程：特定行為研修を組み込んでいる教育課程）がある（**表14-4**）。A課程の認定審査は2029年度をもって終了する予定であり，B課程の認定審査は2021年度から開始するとされている。2020年までに資格を取得した現行の認定看護師（A課程認定看護師）は，特定行為を修了した上で，2021年度以降に移行手続

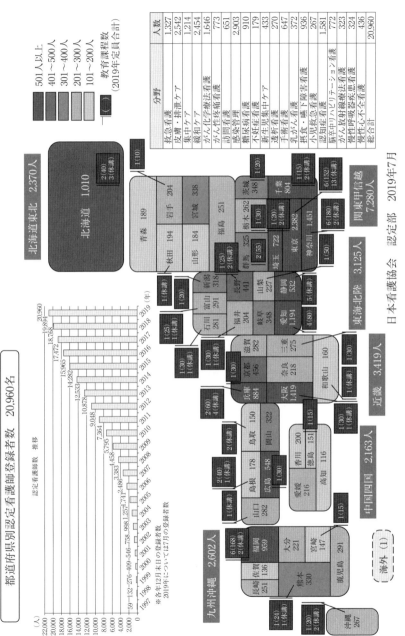

図14-10　都道府県別認定看護師登録者数（2019年7月）

［日本看護協会：日本看護協会の資格認定制度について（制度の現状），2019より作成］

表14-4　認定看護分野

認定看護分野：21分野（A課程）
1．救急看護　2．集中ケア　3．緩和ケア　4．がん性疼痛看護　5．がん化学療法
看護　6．訪問看護　7．不妊症看護　8．透析看護　9．摂食・嚥下障害看護　10.
小児救急看護　11．脳卒中リハビリテーション看護　12．慢性呼吸器疾患看護　13．慢
性心不全看護　14．皮膚・排泄ケア　15．感染管理　16．糖尿病看護　17．新生児集中
ケア　18．手術看護　19．乳がん看護　20．認知症看護　21．がん放射線療法看護
認定看護分野：19分野（B課程）
1．クリティカルケア　2．緩和ケア　3．がん薬物療法看護　4．在宅ケア　5．生
殖看護　6．腎不全看護　7．摂食嚥下障害看護　8．小児プライマリケア　9．脳卒
中看護　10．呼吸器疾患看護　11．心不全看護　12．皮膚・排泄ケア　13．感染管理
14．糖尿病看護　15．新生児集中ケア　16．手術看護　17．乳がん看護　18．認知症看
護　19．がん放射線療法看護

［日本看護協会：PDF版　認定看護師とは，p2, 2019より作成］

きを行うことで新たな認定看護師（B課程認定看護師）に移行すること
ができるとされている。

（2）専門看護師

　専門看護師は，認定看護師と同じく公益社団法人日本看護協会が認定
するが，その教育課程については，看護系大学院修士課程で学ぶことが
認定看護師制度とは大きく異なる。認定看護師教育課程の設置認定は，
認定看護師を認定する母体である日本看護協会によるが，専門看護師の
養成課程は日本看護系大学協議会が定めた専門看護師教育課程基準をク
リアしている教育課程でなければならない。すなわち認定看護師の教育
とその認定は同じ日本看護協会内だけで完結するが，専門看護師につい
ては，教育課程を担保する組織と専門看護師としての認定を担保する組
織が別々のものであり，ある意味より高い公平性と透明性が確保されて
いる仕組みであるともいえよう。
　専門看護師制度は，複雑で解決困難な看護問題を持つ個人，家族及び

集団に対して水準の高い看護ケアを効率よく提供するための，特定の専門看護分野の知識・技術を深めた専門看護師を社会に送り出すことにより，保健医療福祉の発展に貢献し併せて看護学の向上を図ることを目的としている。

専門看護師（certified nurse specialist：CNS）とは，日本看護協会専門看護師認定審査に合格し，ある特定の専門看護分野において卓越した看護実践能力を有することを認められた者をいう。専門看護分野において，個人，家族及び集団に対して卓越した看護実践（実践），看護者を含むケア提供者に対してコンサルテーション（相談），必要なケアが円滑に行われるために保健医療福祉に携わる人々の間のコーディネーション（調整），個人，家族及び集団の権利を守るために倫理的な問題や葛藤の解決（倫理調整），看護者に対してケアを向上させるための教育的機能（教育），専門知識及び技術の向上ならびに開発を図るために実践の場における研究活動（研究），の 6 つの役割を果たすことにより保健医療福祉や看護学に貢献することが専門看護師の役割であるとされている。

専門看護師になるには，日本国の看護師免許を有し，看護系大学院修士課程修了者で日本看護系大学協議会が定める専門看護師教育課程基準の所定の単位（総計 26 単位または 38 単位）を取得しており，看護師免許取得後，実務研修が 5 年以上（うち 3 年以上は専門看護分野の実務研修）あり，書類審査・筆記試験による認定審査に合格することで，専門看護師に登録され，認定証が交付される。そして，看護実践の実績・研修実績・研究業績等の書類審査により，5 年ごとに認定資格の更新をする必要がある。

1996 年から認定が始まった専門看護師教育課程を修了して専門看護師として登録されている人数は，2019 年 12 月現在で 2,519 名であり，13 の専門看護分野（**表 14-5**）で，全国で活躍をしている（**図 14-11**）。

表 14-5　専門看護分野

分　野
・がん看護
・精神看護
・地域看護
・老人看護
・小児看護
・母性看護
・慢性疾患看護
・急性・重症患者看護
・感染症看護
・家族支援
・在宅看護
・遺伝看護
・災害看護
総合計　13

［日本看護協会：PDF 版　専門看護師
への道，2020 より作成］

（3）特定行為に係る看護師の研修制度（特定行為研修）

　2025 年には，団塊の世代が 75 歳以上となり，高齢化が進展し，医療の高度化・複雑化が進む中で，質が高く安全な医療を提供するため，チーム医療の推進が必要である。医療資源が限られる中で，それぞれの医療従事者が高い専門性を発揮しつつ，互いに連携し，患者の状態に応じた適切な医療を提供することが求められている。こうした中で，看護師には患者の状態を見極め，必要な医療サービスを適切なタイミングで届けるなど，速やかに対応する役割が期待されている。今後の急性期医療から在宅医療等の推進を図っていくためには個別に熟練した看護師のみでは足りず，医師または歯科医師の判断を待たずに，手順書により一定の診療の補助（たとえば脱水時の点滴（脱水の程度の判断と輸液による補正）など）を行う看護師を養成し，確保していく必要がある。

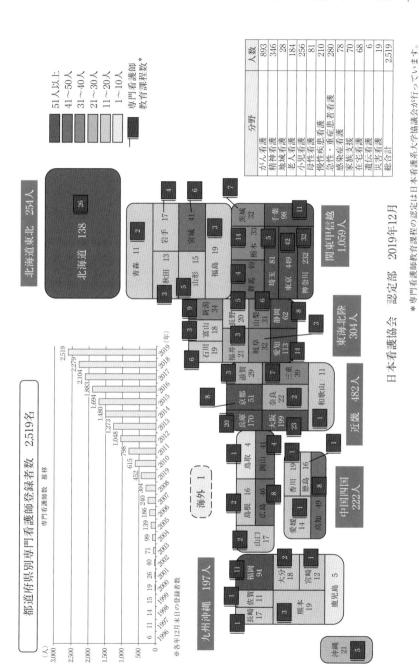

図 14-11 都道府県別認定看護師登録者数（2019 年 12 月）

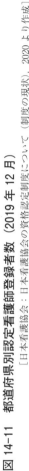

分野	人数
がん看護	893
精神看護	346
地域看護	28
老人看護	184
小児看護	256
母性看護	81
慢性疾患看護	210
急性・重症患者看護	280
感染症看護	78
家族支援	70
在宅看護	68
遺伝看護	6
災害看護	19
総合計	2,519

＊専門看護師教育課程の認定は日本看護系大学協議会が行っています。

日本看護協会 認定部 2019年12月

＊専門看護師：日本看護協会の資格認定制度について（制度の現状），2020 より作成

[日本看護協会：日本看護系大学協議会の資格認定制度について（制度の現状），2020 より作成]

そのため、診療の補助であり、看護師が手順書により行う場合には、実践的な理解力、思考力および判断力ならびに高度かつ専門的な知識および技能が必要とされる38の行為を特定行為として規定した（**表14-6**）。これらの手順書によりそれを実施する場合（**図14-12**）の研修制度を創設し、その内容を標準化することにより、今後の在宅医療等を支えていく看護師を計画的に養成していくことを目的として2015年10月より国の制度として創設されたのが特定行為研修制度なのである。38の特定行為は21の特定行為区分に整理され、特定行為区分を最小単位として研修が行われるとともに、2019年4月からは領域別に特定行為をパッケージ化し研修することも可能になっている。

本制度を導入した場合でも、患者の病状や看護師の能力を勘案し、医師または歯科医師が直接対応するか、どのような指示により看護師に診療の補助を行わせるかの判断は医師または歯科医師が行うことに変わらず、現行と同様、医師または歯科医師の指示の下に、手順書によらないで看護師が特定行為を行うことに制限を生じるものではない。しかし特定行為を手順書により行う場合は、看護師に特定行為研修の受講が義務づけられた。この特定行為研修を受けた看護師が患者の状態を見極めることでタイムリーな対応が可能になり、患者や家族の立場に立ったわかりやすい説明ができ、治療と生活の両面からの支援の促進に貢献できることが期待されている。

特定行為研修は、厚生労働大臣が指定している指定研修機関で行い、研修はすべてに共通して学ぶ「共通科目」と特定行為区分ごとに学ぶ「区分別科目」に分かれており、研修は講義、演習または実習により行われる。特定行為研修修了後には、指定研修機関より修了証が交付され、指定研修機関は研修修了者の名簿を厚生労働省に報告することになっている。

表 14-6　特定行為とは

(注)「歯科医行為」の場合は「医師」を「歯科医師」と読み替えるものとする。

特定行為	特定行為の概要
経口用気管チューブ又は経鼻用気管チューブの位置の調整	医師の指示の下，手順書により，身体所見（呼吸音，一回換気量，胸郭の上がり等）及び検査結果（経皮的動脈血酸素飽和度（SpO₂），レントゲン所見等）等が医師から指示された病状の範囲にあることを確認し，適切な部位に位置するように，経口用気管チューブ又は経鼻用気管チューブの深さの調整を行う。
侵襲的陽圧換気の設定の変更	医師の指示の下，手順書により，身体所見（人工呼吸器との同調，一回換気量，意識レベル等）及び検査結果（動脈血液ガス分析，経皮的動脈血酸素飽和度（SpO₂）等）等が医師から指示された病状の範囲にあることを確認し，酸素濃度や換気様式，呼吸回数，一回換気量等の人工呼吸器の設定条件を変更する。
非侵襲的陽圧換気の設定の変更	医師の指示の下，手順書により，身体所見（呼吸状態，気道の分泌物の量，努力呼吸の有無，意識レベル等）及び検査結果（動脈血液ガス分析，経皮的動脈血酸素飽和度（SpO₂）等）等が医師から指示された病状の範囲にあることを確認し，非侵襲的陽圧換気療法（NPPV）の設定条件を変更する。
人工呼吸管理がなされている者に対する鎮静薬の投与量の調整	医師の指示の下，手順書により，身体所見（睡眠や覚醒のリズム，呼吸状態，人工呼吸器との同調等）及び検査結果（動脈血液ガス分析，経皮的動脈血酸素飽和度（SpO₂）等）等が医師から指示された病状の範囲にあることを確認し，鎮静薬の投与量の調整を行う。
人工呼吸器からの離脱	医師の指示の下，手順書により，身体所見（呼吸状態，一回換気量，努力呼吸の有無，意識レベル等），検査結果（動脈血液ガス分析，経皮的動脈血酸素飽和度（SpO₂）等）及び血行動態等が医師から指示された病状の範囲にあることを確認し，人工呼吸器からの離脱（ウィーニング）を行う。
気管カニューレの交換	医師の指示の下，手順書により，気管カニューレの状態（カニューレ内の分泌物の貯留，内腔の狭窄の有無等），身体所見（呼吸状態等）及び検査結果（経皮的動脈血酸素飽和度（SpO₂）等）等が医師から指示された病状の範囲にあることを確認し，留置されている気管カニューレの交換を行う。
一時的ペースメーカの操作及び管理	医師の指示の下，手順書により，身体所見（血圧，自脈とペーシングとの調和，動悸の有無，めまい，呼吸困難感等）及び検査結果（心電図モニター所見等）等が医師から指示された病状の範囲にあることを確認し，ペースメーカの操作及び管理を行う。

表 14-6（つづき）

特定行為	特定行為の概要
一時的ペースメーカリードの抜去	医師の指示の下，手順書により，身体所見（血圧，自脈とページングとの調和，動悸の有無，めまい，呼吸困難感等）及び検査結果（心電図モニター所見等）等が医師から指示された病状の範囲にあることを確認し，経静脈的に挿入され右心室内に留置されているリードを抜去する。抜去部は，縫合，結紮閉鎖又は閉塞性ドレッシング剤の貼付を行う。縫合糸で固定されている場合は抜糸を行う。
経皮的心肺補助装置の操作及び管理	医師の指示の下，手順書により，身体所見（挿入部の状態，末梢冷感の有無，尿量等），血行動態（収縮期圧，肺動脈楔入圧（PCWP），心係数（CI），混合静脈血酸素飽和度（Sv̄O₂），中心静脈圧（CVP）等）及び検査結果（活性化凝固時間（ACT）等）等が医師から指示された病状の範囲にあることを確認し，経皮的心肺補助装置（PCPS）の操作及び管理を行う。
大動脈内バルーンパンピングからの離脱を行うときの補助の頻度の調整	医師の指示の下，手順書により，身体所見（胸部症状，呼吸困難感の有無，尿量等）及び血行動態（血圧，肺動脈楔入圧（PCWP），混合静脈血酸素飽和度（Sv̄O₂），心係数（CI）等）等が医師から指示された病状の範囲にあることを確認し，大動脈内バルーンパンピング（IABP）離脱のための補助の頻度の調整を行う。
心嚢ドレーンの抜去	医師の指示の下，手順書により，身体所見（排液の性状や量，挿入部の状態，心タンポナーデ症状の有無等）及び検査結果等が医師から指示された病状の範囲にあることを確認し，手術後の出血等の確認や液体等の貯留を予防するために挿入されている状況又は患者の病態が長期にわたって管理され安定している状況において，心嚢部へ挿入・留置されているドレーンを抜去する。抜去部は，縫合，結紮閉鎖又は閉塞性ドレッシング剤の貼付を行う。縫合糸で固定されている場合は抜糸を行う。
低圧胸腔内持続吸引器の吸引圧の設定及びその変更	医師の指示の下，手順書により，身体所見（呼吸状態，エアリークの有無，排液の性状や量等）及び検査結果（レントゲン所見等）等が医師から指示された病状の範囲にあることを確認し，吸引圧の設定及びその変更を行う。
胸腔ドレーンの抜去	医師の指示の下，手順書により，身体所見（呼吸状態，エアリークの有無，排液の性状や量，挿入部の状態等）及び検査結果（レントゲン所見等）等が医師から指示された病状の範囲にあることを確認し，手術後の出血等の確認や液体等の貯留を予防するために挿入されている状況又は患者の病態が長期にわたって管理され安定している状況において，胸腔内に挿入・留置されているドレーンを，患者の呼吸を誘導しながら抜去する。抜去部は，縫合又は結紮閉鎖する。縫合糸で固定されている場合は抜糸を行う。

表 14-6（つづき）

特定行為	特定行為の概要
腹腔ドレーンの抜去（腹腔内に留置された穿刺針の抜針を含む。）	医師の指示の下，手順書により，身体所見（排液の性状や量，腹痛の程度，挿入部の状態等）等が医師から指示された病状の範囲にあることを確認し，腹腔内に挿入・留置されているドレーン又は穿刺針を抜去する。抜去部は，縫合，結紮閉鎖又は閉塞性ドレッシング剤の貼付を行う。縫合糸で固定されている場合は抜糸を行う。
胃ろうカテーテル若しくは腸ろうカテーテル又は胃ろうボタンの交換	医師の指示の下，手順書により，身体所見（ろう孔の破たんの有無，接着部や周囲の皮膚の状態，発熱の有無等）等が医師から指示された病状の範囲にあることを確認し，胃ろうカテーテル若しくは腸ろうカテーテル又は胃ろうボタンの交換を行う。
膀胱ろうカテーテルの交換	医師の指示の下，手順書により，身体所見（ろう孔の破たんの有無，接着部や周囲の皮膚の状態，発熱の有無等）等が医師から指示された病状の範囲にあることを確認し，膀胱ろうカテーテルの交換を行う。
中心静脈カテーテルの抜去	医師の指示の下，手順書により，身体所見（発熱の有無，食事摂取量等）及び検査結果等が医師から指示された病状の範囲にあることを確認し，中心静脈に挿入されているカテーテルを引き抜き，止血するとともに，全長が抜去されたことを確認する。抜去部は，縫合，結紮閉鎖又は閉塞性ドレッシング剤の貼付を行う。縫合糸で固定されている場合は抜糸を行う。
末梢留置型中心静脈注射用カテーテルの挿入	医師の指示の下，手順書により，身体所見（末梢血管の状態に基づく末梢静脈点滴実施の困難さ，食事摂取量等）及び検査結果等が医師から指示された病状の範囲にあることを確認し，超音波検査において穿刺静脈を選択し，経皮的に肘静脈又は上腕静脈を穿刺し，末梢留置型中心静脈注射用カテーテル（PICC）を挿入する。
褥瘡又は慢性創傷の治療における血流のない壊死組織の除去	医師の指示の下，手順書により，身体所見（血流のない壊死組織の範囲，肉芽の形成状態，膿や滲出液の有無，褥瘡部周囲の皮膚の発赤の程度，感染徴候の有無等），検査結果及び使用中の薬剤等が医師から指示された病状の範囲にあることを確認し，鎮痛が担保された状況において，血流のない遊離した壊死組織を滅菌ハサミ（剪刀），滅菌鑷子等で取り除き，創洗浄，注射針を用いた穿刺による排膿等を行う。出血があった場合は圧迫止血や双極性凝固器による止血処置を行う。
創傷に対する陰圧閉鎖療法	医師の指示の下，手順書により，身体所見（創部の深さ，創部の分泌物，壊死組織の有無，発赤，腫脹，疼痛等），血液検査結果及び使用中の薬剤等が医師から指示された病状の範囲にあることを確認し，創面全体を被覆剤で密封し，ドレナージ管を接続し吸引装置の陰圧の設定，モード（連続，間欠吸引）選択を行う。

表 14-6（つづき）

特定行為	特定行為の概要
創部ドレーンの抜去	医師の指示の下，手順書により，身体所見（排液の性状や量，挿入部の状態，発熱の有無等）及び検査結果等が医師から指示された病状の範囲にあることを確認し，創部に挿入・留置されているドレーンを抜去する。抜去部は開放，ガーゼドレナージ又は閉塞性ドレッシング剤の貼付を行う。縫合糸で固定されている場合は抜糸を行う。
直接動脈穿刺法による採血	医師の指示の下，手順書により，身体所見（呼吸状態，努力呼吸の有無等）及び検査結果（経皮的動脈血酸素飽和度（SpO_2）等）等が医師から指示された病状の範囲にあることを確認し，経皮的に橈骨動脈，上腕動脈，大腿動脈等を穿刺し，動脈血を採取した後，針を抜き圧迫止血を行う。
橈骨動脈ラインの確保	医師の指示の下，手順書により，身体所見（呼吸状態，努力呼吸の有無，チアノーゼ等）及び検査結果（動脈血液ガス分析，経皮的動脈血酸素飽和度（SpO_2）等）等が医師から指示された病状の範囲にあることを確認し，経皮的に橈骨動脈から穿刺し，内套針に動脈血の逆流を確認後に針を進め，最終的に外套のカニューレのみを動脈内に押し進め留置する。
急性血液浄化療法における血液透析器又は血液透析濾過器の操作及び管理	医師の指示の下，手順書により，身体所見（血圧，体重の変化，心電図モニター所見等），検査結果（動脈血液ガス分析，血中尿素窒素（BUN），カリウム値等）及び循環動態等が医師から指示された病状の範囲にあることを確認し，急性血液浄化療法における血液透析器又は血液透析濾過装置の操作及び管理を行う。
持続点滴中の高カロリー輸液の投与量の調整	医師の指示の下，手順書により，身体所見（食事摂取量，栄養状態等）及び検査結果等が医師から指示された病状の範囲にあることを確認し，持続点滴中の高カロリー輸液の投与量の調整を行う。
脱水症状に対する輸液による補正	医師の指示の下，手順書により，身体所見（食事摂取量，皮膚の乾燥の程度，排尿回数，発熱の有無，口渇や倦怠感の程度等）及び検査結果（電解質等）等が医師から指示された病状の範囲にあることを確認し，輸液による補正を行う。
感染徴候がある者に対する薬剤の臨時の投与	医師の指示の下，手順書により，身体所見（尿混濁の有無，発熱の程度等）及び検査結果等が医師から指示された病状の範囲にあることを確認し，感染徴候時の薬剤を投与する。
インスリンの投与量の調整	医師の指示の下，手順書（スライディングスケールは除く）により，身体所見（口渇，冷汗の程度，食事摂取量等）及び検査結果（血糖値等）等が医師から指示された病状の範囲にあることを確認し，インスリンの投与量の調整を行う。

表 14-6（つづき）

特定行為	特定行為の概要
硬膜外カテーテルによる鎮痛剤の投与及び投与量の調整	医師の指示の下，手順書により，身体所見（疼痛の程度，嘔気や呼吸困難感の有無，血圧等），術後経過（安静度の拡大等）及び検査結果等が医師から指示された病状の範囲にあることを確認し，硬膜外カテーテルからの鎮痛剤の投与及び投与量の調整を行う（患者自己調節鎮痛法（PCA）を除く）。
持続点滴中のカテコラミンの投与量の調整	医師の指示の下，手順書により，身体所見（動悸の有無，尿量，血圧等），血行動態及び検査結果等が医師から指示された病状の範囲にあることを確認し，持続点滴中のカテコラミン（注射薬）の投与量の調整を行う。
持続点滴中のナトリウム，カリウム又はクロールの投与量の調整	医師の指示の下，手順書により，身体所見（口渇や倦怠感の程度，不整脈の有無，尿量等）及び検査結果（電解質，酸塩基平衡等）等が医師から指示された病状の範囲にあることを確認し，持続点滴中のナトリウム，カリウム又はクロール（注射薬）の投与量の調整を行う。
持続点滴中の降圧剤の投与量の調整	医師の指示の下，手順書により，身体所見（意識レベル，尿量の変化，血圧等）及び検査結果等が医師から指示された病状の範囲にあることを確認し，持続点滴中の降圧剤（注射薬）の投与量の調整を行う。
持続点滴中の糖質輸液又は電解質輸液の投与量の調整	医師の指示の下，手順書により，身体所見（食事摂取量，栄養状態，尿量，水分摂取量，不感蒸泄等）等が医師から指示された病状の範囲にあることを確認し，持続点滴中の糖質輸液，電解質輸液の投与量の調整を行う。
持続点滴中の利尿剤の投与量の調整	医師の指示の下，手順書により，身体所見（口渇，血圧，尿量，水分摂取量，不感蒸泄等）及び検査結果（電解質等）等が医師から指示された病状の範囲にあることを確認し，持続点滴中の利尿剤（注射薬）の投与量の調整を行う。
抗けいれん剤の臨時の投与	医師の指示の下，手順書により，身体所見（発熱の程度，頭痛や嘔吐の有無，発作の様子等）及び既往の有無等が医師から指示された病状の範囲にあることを確認し，抗けいれん剤を投与する。
抗精神病薬の臨時の投与	医師の指示の下，手順書により，身体所見（興奮状態の程度や継続時間，せん妄の有無等）等が医師から指示された病状の範囲にあることを確認し，抗精神病薬を投与する。
抗不安薬の臨時の投与	医師の指示の下，手順書により，身体所見（不安の程度や継続時間等）等が医師から指示された病状の範囲にあることを確認し，抗不安薬を投与する。
抗癌剤その他の薬剤が血管外に漏出したときのステロイド薬の局所注射及び投与量の調整	医師の指示の下，手順書により，身体所見（穿刺部位の皮膚の発赤や腫脹の程度，疼痛の有無等）及び漏出した薬剤の量等が医師から指示された病状の範囲にあることを確認し，副腎皮質ステロイド薬（注射薬）の局所注射及び投与量の調整を行う。

［出典：特定行為とは（厚生労働省）(https://www.mhlw.go.jp/stf/seisakunitsuite/bunya/0000050325.html)（2020 年 4 月 28 日に利用）］

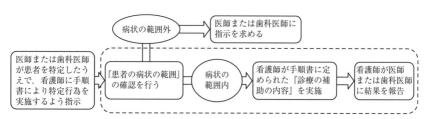

図 14-12　制度の対象となる場合の診療の補助行為実施の流れ

［出典：特定行為に係る看護師の研修制度の概要（厚生労働省）(https://www.mhlw.go.jp/stf/
seisakunitsuite/bunya/0000070423.html)（2020 年 4 月 28 日に利用）］

学習課題

1．看護職の免許を取得するまでにどのような教育パス（ルート）があ
　るのか，具体的に列挙して考えてみよう。

2．看護師として免許を取得した後，専門職としての研鑽ルートを具体
　的に列挙してみよう。

3．より進んだ専門職となるためにどのような要件が必要か具体例を考
　えてみよう。

参考文献

- 厚生労働省：看護教育の内容と方法に関する検討会報告書，2011
- 厚生労働省：新人看護職員研修ガイドライン，改訂版，2014
- 厚生労働省：第1回看護基礎教育検討会（資料），資料2，2018
- 厚生労働省：看護基礎教育検討会報告書，2019
- 日本看護協会：資格認定制度.
  https://nintei.nurse.or.jp/nursing/qualification/
- 文部科学省：大学における看護系人材養成の在り方に関する検討会最終報告，2011
- 文部科学省：大学における看護系人材養成の在り方に関する検討会（第1回）配付資料，資料4，2019

15 | 看護と研究

戸ヶ里泰典

《**目標＆ポイント**》 看護学が学問である以上，研究活動は必須といえる。研究とは何かについて歴史的な変遷から掘り下げたうえで，看護学領域における研究の在り方と，研究の目的，研究の方法について整理し，看護研究方法論の基礎を学習する。
《**キーワード**》 研究とは何か，研究上の問い，実験と観察，分析，研究デザイン

1. 研究とは何か

（1）研究と問い

　一般に研究とは，「物事について深く考えたり調べたりして真理を明らかにすること（大辞林第三版より）」とされている。しかしこれは，いわば自己の「研鑽」の拡大解釈といってもよいだろう。研鑽と研究を決定的に分けるものは，前者は自身が持っている知識を拡大させるため，後者は，自身のみならず社会全体あるいは人類全体が持っている知識を拡大させるため，と整理できると思われる。当然大学における研究とは後者の立場である。したがって，一般的な意味と学問・学術の世界における意味と分けて定義を整理する必要がある。すなわち学問・学術の世界における研究とは，「問いに答えたり，あるいは問題を解決するために学問的な方法を用いる系統的な探究[1]」を指す。

　研究の定義にある「問い」や「問題」とは個人的な「問い」や「問題」ではなくて，社会的あるいは人類にとって重要な「問い」あるいは「問

題」なのであって，この問いを設定することこそが，学術研究を実施するうえでの第一歩となる。したがって，個人的に抱えている「問い」や「問題」はあくまでも出発点にすぎず，それが，社会的にも，人類的にも重要な問いや問題であるのか，をさまざまな文献やソースを調べることで確かめていく作業は，研究を実施する前提，それ以前の準備として必要であることはいうまでもない。この問いは学術の世界では，リサーチクエスチョン（research question）あるいは日本語で，研究上の問い，と呼ばれている。

（2）研究の立場とアプローチ

　次に，研究の定義には，問いの答えを見つけていくにあたって「学問的な方法」を用いる，とある。学問そのものには幅広い意味があるが，ここでいう学問とは広義の科学と捉えてよい。つまり，科学的な方法を用いて問いを明らかにしていくという探究作業が研究である。この科学的研究方法については，さまざまな立場をとったアプローチ（接近）がある。

　保健・看護・福祉系の研究では，大きく整理すると 2 つの立場からのアプローチ（接近），実証主義的アプローチ，自然主義的アプローチ，があるとされている[1]。

①実証主義的アプローチ

　実証主義的アプローチは，19 世紀のオーギュスト・コント（Auguste Comte, 1798-1857, **図 15-1**）により提唱されたアプローチである。コントはフランスの哲学者で，フランス革命直後に生まれ，その後のウィーン体制や 1848 年の二月革命など，彼の生きた時代は激動の時代であった。その中で社会秩序を立て直すことが求められており，その要求に応じて実証主義という考え方は生まれたといわれている[2,3]。また，社会学

（sociology）という用語も彼により初めて提唱された。

　実証主義的立場の特徴としてコントがあげているのは，現実的，実用的，確定，明確，積極的，相対的，という6つである[3]。少なくとも架空的でなく，現実世界のために生かせる有用な知識を産生しよう，という立場であり，それは確定的で明確なものであり，積極的に明らかにしていくものであるとしている[3]。相対的というのは，実証主義研究の対象はあくまでも現実世界における現象であって絶対的であることはない，という前提を意味している。

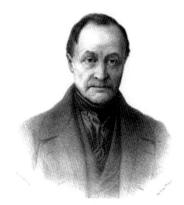

図 15-1　オーギュスト・コント（1798-1857）
［出 典：Auguste Comte（https://commons.wikimedia.org/wiki/File：Auguste_Comte.jpg）］

現象を明らかにするにあたってはそれを細かく分析していく。つまり，細かく分析するということは一度にすべてを明らかにすることは不可能であるという前提があり，多くの研究者らによる積み重ねの作業により現象の中にある真理を明らかにしていくという意味がある[3]。

　実証主義的アプローチでは，対象となる現象に対して，研究者はあくまでも現象の外部から接近し，明らかにしていく。またそれはより客観的であることが求められている[1]。そのために，実証主義的アプローチでは，研究中に常に偏り（バイアス）に配慮することが求められる。

　このアプローチは，物理学，化学，生物学をはじめ，医学や社会学も巻き込み強力な科学研究の立場として現在にいたっている。看護学領域でもこのアプローチでの研究が多い。

②自然主義的アプローチ

　実証主義的アプローチは，モダニズムという思想的文化的な流れの反映といわれているのに対して，自然主義的なアプローチは，ポストモダニズムという 20 世紀後半の思想的文化的な流れの所産であるともされており，実証主義への対抗運動として始まったとされる[1]。自然主義的アプローチでは，現象は多角的で主観的であり，個人により構築されたものと捉える。また，研究者は研究する対象と相互作用するもので，研究成果とは，こうした相互作用の産物であると考える。逆に研究者と対象の距離が最小のときに最大の知識を得ることができると考える[1]。

　自然主義的アプローチでは，現象の複雑さを研究者が直接に探究するもので，語られた主観的な質的な材料を慎重に分析し，人間の体験をあるがままに理解することに重きがおかれる[1]。したがって自然主義的アプローチで研究をする場合は，長期間の時間をかけて研究が進められる。つまり研究者自身が研究フィールド（研究対象がおり，活動している空間）に長期間身を置き，観察し情報収集しつつ分析も進められていく。研究者は観察を進めていくうちに，さまざまな洞察を得，新たな疑問を生じ，それを確かめていくという形で，さらに観察を進めていくことになる。

　このように，自然主義的アプローチでは，実証主義的アプローチとは大きく異なる立場をとる。この立場の異なりは，研究方法の異なり，つまり，量的研究と質的研究という方法と深く関連している。看護学の場合は，実証主義的アプローチで観察された場合，データは数値化されることが多いが（量的研究），自然主義的アプローチで観察された場合は，主に言語化された文章や画像・映像をデータとすることが多い（質的研究）。

　ただし，実証主義的アプローチにおいても量的データではなく，質的

データを用いて分析されている例も，とくに社会科学系を中心に多くあるため注意する必要がある[4]。つまり，これから研究を始める初学者にとって重要なのは，まずどちらの立場で分析を進めていくのか，ということではなくて，はじめに示した，何を明らかにしたいのか，というリサーチクエスチョンなのであって，設定したリサーチクエスチョンをふまえて研究方法を選んでいくことが重要である。

（3）看護学と研究

　看護学は他の学問領域と同様に，学術研究のうえで成り立っているが，看護実践そのものは，伝統や習慣，経験や直観に基づいて実施されることも少なくない。効率的にかつ患者の負担を少なく清拭や着替えをしたり，患者のちょっとした変化や異常を発見したり，こうした技術に関する知識は，時間をかけて訓練されることによって身につくとも考えられてきた。他方で，慢性疾患の増加など疾病構造が多様化し，また病院内だけでなく病院外においても看護活動が行われるようになった昨今では，事故や褥瘡発生などの予防への関わりや，セルフケアや健康習慣の獲得などにつながる健康教育・ヘルスプロモーションの関わりも看護師の役割となってくると，習慣や経験に基づく知識だけでの対応では追いつかない。こうしたことからも，看護師が誰でも身につけることができる研究による専門的知識が必要である。こうした知識のことを科学的根拠（エビデンス）と呼び，科学的根拠に基づいて実践することが期待されている。つまり，（科学的）根拠に基づく医学（evidence based medicine：EBM）や看護学（evidence based nursing：EBN）が重要視されている。

　看護学における研究は，先ほどの実証主義的アプローチと自然主義的アプローチのどちらの立場で行われるものが多いのであろうか。EBM/

EBN におけるエビデンスとは，実証主義的アプローチによる研究によっ
て明らかにされた知見であることがほとんどである。実際に研究論文と
して雑誌掲載される研究では，実証主義的アプローチによる量的研究が
多い傾向にある。

　ただし，エビデンスとしての活用についての見解はまだ定まっていな
いものの，自然主義的アプローチによる質的研究も多く生産されている。
質的研究を実施するためには，多くの時間と手間，人手がかかるため，
量産されてはいないが，看護学では，リサーチクエスチョンとして質的
研究法に親和性の高いものが多く出やすいのも事実である。

2.　研究の目的の設定

　リサーチクエスチョンが設定された後に，今度は具体的な研究目的の
設定が必要になる。研究目的を設定するにあたって，次に示す 5 つの研
究目的分類を押さえておくと設定しやすくなるだろう。

（1）基礎と応用

　どの領域であっても，研究には基礎研究と応用研究の区別をすること
が多い。基礎研究はある学問領域の知識基盤を広げたり，理論の形成や
精錬をしたりするために行われる[1]。医学領域では生化学的研究や分子
生物学的研究は基礎医学研究とされる。看護学領域でも糖尿病患者を例
にとれば，性格特性や行動特性を明らかにしたり，服薬行動の位置づけ
や心理社会的な背景と服薬行動の関係性などを明らかにしたりする研究
は，基礎研究に位置づけられるであろう。

　応用研究とは，具体的な問いの解決法を見い出すことを目的とする。
医学研究では，薬剤や手術法，放射線療法など，治療方法の効果に関す
る臨床試験が応用研究にあたるであろう。看護研究では先の糖尿病患者

を例にとれば，服薬教育プログラムを作成，患者評価をし，その効果を
検証する研究は，応用研究といえよう。

（2）原因と結果

　看護学領域における研究の一般的な目的としては，看護専門職や看護
業務に関連するさまざまな問題を解決していくことにあるともいえる。

　問題を解決していくためには，「原因」と「結果」とを明瞭に定めて，
問題の論理を組み立てる[4]という作業を行う。研究者は解決しなければ
ならない問題をまずは「結果」として捉え，その結果を生み出す「原因」
となるべき要素を探り出すという作業を行う。

　公衆衛生学領域で有名な英国のブロードストリート事件を例にとる
と，1848 年に医師であるジョン・スノウはコレラ患者の発生問題を解決
するために，発生者が多い地区の調査を行った。地図上に発生者所在地
に印をつけていったところ，ある特定の手押し井戸周囲の家庭における
発生者が多いという規則的なパターンを発見し，その井戸の使用を禁じ
ることでコレラ患者の発生が収束した。ここで「結果」は，コレラ患者
の発生,「原因」は特定の井戸
の使用ということになる。

　看護領域では，糖尿病患者
の服薬アドヒアランス（患者
が治療方針に積極的に参加す
る行動）を例にあげると，た
とえば，服薬アドヒアランス
が低い人を調査したところ，
家族からの情緒的なソーシャ
ルサポートを得ていないこと

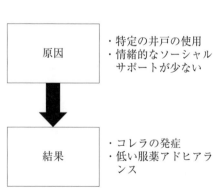

図 15-2　原因と結果の関係

がわかったとする。この場合，「結果」は服薬アドヒアランスが低いこと，「原因」は家族からの情緒的なソーシャルサポートが少ないこと，ということになる。まとめると**図 15-2** のようになる。

（3）記述と探索

　人間関係や社会関係について研究する領域では，どの現象が原因でどの現象が結果なのか明確になっていないことが少なくない。そのような場合，まず，現実の世界，現場の世界で現象がいかなる状態であるのかを観察して，それを記号化・言語化し記録することは，きわめて重要な作業である[4]。これが記述という目的の研究手法で，ある疾患の有病率や罹患率，死亡率などの疫学情報の動向を正確に記述し記録する記述疫学という領域がある。ただし，こうした現象の正確な観察と記録は，それ自体はなぜ罹患率が増加したのか，という「なぜ」という疑問に直接答えるものではない[4]。

　それに対して，探索的研究は，結果として観察され記述された現象に対して，「なぜ」という疑問を投げて，その原因となっている要因を探索して，原因と結果の関係を論理的に接続させるという目的を持つ。たとえば，化学療法直後の患者の心理的ストレス状態を問題とした際に，その心理的ストレス状態の高さ，低さ，を左右している要因が何なのか，医療スタッフの接し方，事前の教育，家族との関わり，あるいは患者自身の社会文化的背景なのか，そういったストレス状態という結果に対する原因を明らかにしていくのが，探索的な研究である。

（4）説明と予測

　説明的研究は，ある自然現象の基盤を理解し，現象間の系統的な関係を説明することを指す[1]。記述的研究では，問題となる新たな要素が発

見され，探索的な研究では，その原因となる要素が発見されたが，説明的研究では，結果となる要素に対して，原因となるさまざまな要素が関係していることや，さまざまな原因となる要素間の関係も含めて，現象における関係性全体を理解することを目的とする。

　説明的研究でよく登場する用語に「モデル」がある。モデルとは，理論を具体的に利用しやすい形で示したものをいう。理論とはここでは細かい説明は避けるが，現象を解釈するために知識を体系的に統合して構築したものを指す。この理論を援用して，研究者はモデルを構築する。説明的研究で，量的研究の場合は，このモデルが実際に現象を測定したデータと照らし合わせて，そのモデルがどの程度現実的にあてはまりが良いかを検証する。すなわちこのモデルの良し悪しを評価する。

　たとえば，外来化学療法受療患者における心理的ストレス状態には，心理学的ストレス理論を援用することで，療養生活ストレッサー（ストレス要因），社会的なストレッサー，家庭生活ストレッサー，ソーシャルサポート不足という各種要因が関わっているというモデルを立案し，実際に外来化学療法受療患者に調査を行ったところ，多くの患者においてこのモデルが成り立っていることがわかった，という研究があったとする。これは説明的な研究といえる。なおこうした検討では，質問紙を用いた調査を実施して統計学的に明らかにすることになる。

　説明的な研究では，主に原因と結果の関係の包括的なモデルを検証することを目的としていたが，そこには時間的な要素は入っていない。しかし，原因は結果より時間的に先に生じるもので，結果が原因より先に生じることはあり得ない。こうした時間的関係をふまえて，原因である要因が変化した場合，その後一定期間たった後に結果は変化することになるのか，という検討も必要である。たとえば，心筋梗塞の発症について，糖尿病の有無，高血圧，脂質異常症，喫煙などが関係するとわかっ

ているが，これも時間的な関係をふまえた予測的な研究によって明らか
になっている知見である。予測的な研究になると，時間や手間がかかる
ものの科学的な水準が高い研究となる。

（5）介入研究

　看護師をはじめとする医療専門職は，患者に対してなんらかの働きかけを行う仕事であり，こうした働きかけには科学的な根拠，エビデンスが必要であると先に述べた。つまり，ある働きかけ（＝介入）によって，原因を変化させることで，結果を変化させることができるのかという目的で研究的に明らかにすることが必要で，明らかになればその働きかけ方はエビデンスがある働きかけ，ということになる。このように自然界のなんらかの対象になんらかの働きかけを行い，結果の変化（効果）を確かめる作業を「実験」と呼び，実験を用いる研究を実験研究と呼ぶ。

　たとえば，ある薬剤を投与することで，腫瘍が消失するかどうか確かめるという目的の研究は，実験研究である。ただし，対象は，試験管の中の DNA や腫瘍細胞かもしれないし，マウス，ウサギ，犬，といった動物であるかもしれないし，ヒトになるかもしれない。ヒトを対象とした実験研究のうち，生活環境下の介入実験の研究は介入研究と呼ばれるが，病院や施設など一般の療養環境下で介入研究を行う場合，それを臨床試験（clinical trial）と呼ぶことが多い。

3. 研究の方法と進め方

（1）研究の実施

　研究を実施するための方法には，大きく 2 つのプロセスがある。ひとつは観察（あるいは実験），もうひとつは分析である。

　実証主義的アプローチにおいて，観察あるいは実験は，関心のある（研

究上の問いに関わる）現象からデータを取り出す作業となる。実験の場合は，データを取り出す前に，現象に対してなんらかの手を加え，その結果のデータを取り出す。取り出すためにはそれなりに技術が必要である。そして，分析は，取り出したデータをより細かく分類したり整理し直したりして新たな結果（知見）を導く。

　自然科学的アプローチでは，参加・参与という形で現象に関わり現象との相互作用を得つつ，研究者はデータを収集し，収集したデータを分析する。これらは，研究者の内部，いわば主観の中で遂行される形になる。

　なお，研究実施にあたってはまず研究計画を立案して，計画に沿って実施することが必要である。また，結果を出して終了ではなく，得られた結果は公表をしていくことが必要である。この節では，これらについて順に説明をしていく。

（2）観察・実験の方法
①研究デザイン

　一般に「デザイン（design）」は，ある対象に対する「意匠」あるいは「図案」と日本語訳されることが多い。さらに，設計や計画の意味を持つ場合もある。学術の領域で「研究デザイン」という場合，こうした設計や計画の意味を持つ。さらに，現象を記述し，発見された問題の原因を探索し，原因と結果の因果関係のモデルを検証し，時間をまたいでの原因の結果に対する予測性の検討を行うという「観察研究デザイン」と，介入の効果を検証する「介入（実験）研究デザイン」と大きく２つの研究デザインに分けることができる。

　観察研究デザインでは，主にある一時点における状態を把握するためにデータを収集する断面（横断）研究デザインと，予測的研究にみられ

たように，時間的に一定の期間を空けてデータを収集する縦断（追跡）研究デザインとがある。また，ある患者事例について記述をしたり，深めて原因となるものを探索したりする事例報告（ケースレポート）と呼ばれる方法もある。介入研究デザインにはいくつかの種類がある。

　なお，質的研究は，観察研究デザイン，実験研究デザインとも異なるデザインをとるため，質的研究デザインと呼ばれることもあり，これらとは区別されることが多い。

②研究対象者の選定

　看護学領域の研究はヒトを対象として実施されることが多く，データを提供する対象者を選定し，データを収集する。こうした対象者は研究参加者とも呼ぶ。研究対象者の選び方は，研究に用いるデータの源であることからも公正である必要がある。その際にはこれから実施する研究では，いったい誰を対象に研究をしようとしているのかを事前に明確にしておく必要がある。

　たとえば，糖尿病患者を対象として研究を行う際に，A病院に通院している糖尿病患者だけを集めてデータを収集し，分析した場合，そのデータは本当に世の糖尿病患者を代表しているデータと呼んでよいだろうか。

　こうした研究対象者を選定することをサンプリングと呼び，得られた集団をサンプルと呼ぶ。重要なのは，得られたサンプルがどれだけ研究でみたい人たちを代表する集団であるのかどうか，という点である。このようなサンプリングの手法については，医学系では疫学という領域，社会科学系では，社会調査方法論という領域で詳細に扱われている。安易に人数を集めれば，考えた対象者を代表させることができる，ということではないことは念頭においておく必要がある。厳密には無作為抽出（ランダムサンプリング）という手法を用いることが必要である。しかし，

先ほどの糖尿病患者のように，患者を対象とする調査の場合では，少なくとも A 病院に通院する患者だけでなく，B 病院や C 病院という，複数の病院の患者を対象としたり，あるいは他の地域の病院の患者も対象とするということで，完全ではないが，わずかでも理想的で代表的なデータに近づくことになる。こうした努力・配慮が研究成果をより一般化していくうえで必要になる。

③データ収集方法と測定方法

　対象者からデータを収集する際にはさまざまな技術が必要であると先ほど書いた。たとえば，対象者の診療録からデータを抽出するということも可能であるが，そこにあるデータは限られていることが多い。多くの場合は，研究目的に即して新たにデータを測定することになる。

　たとえば，生化学の領域のある研究者には，電子顕微鏡を用いてデータを測定する人がいるかもしれないし，血液データを生化学自動分析装置にかけることでさまざまな成分を分類して各種の濃度を算出するかもしれない。看護学領域で頻繁に行われるデータ収集方法は自記式質問紙（調査票）を用いることによる自記式質問紙調査法である。なお質問紙は一般にアンケートと呼ばれているが，調査研究を専門に実施する研究者の間ではアンケートとは呼ばない。質問紙による測定については，機器と同様に，精密かつ正確な測定のためにさまざまな技術が必要である。ここでは詳しく触れないが[注1]，質問紙調査を実施する者はこうした技術を習得し，ふまえたうえで質問紙の作成を行う必要がある。なお，高齢者や障害がある者など，自身で記述が困難な場合，介助者や調査員が代理で記入したり，パネルに指さしで回答を得る他記式質問紙法や構造化面接法が適用される。

　面接調査は対象者に対して個別あるいはグループでインタビューを行い，それに対する発言などの情報を収集する。面接の際には，「インタ

注1　心理学研究法や社会調査法に関する授業科目に詳しいので参照してほしい。

ビューガイド」というインタビューの内容をある程度明確に示したもの
を作成する場合もあり，こうした場合は半構造化面接と呼ばれることも
ある。インタビュー内容を決めずに，自然な対話の中で対象者の発言を
引き出していく場合は非構造化面接，あるいは，非指示的面接と呼ばれ
ることもある。研究フィールドに研究者が入り，参与観察を実施する際
には，「フィールドノーツ」と呼ばれるメモを研究者が作成するが，この
場合は作成したフィールドノーツがデータとなる。

（3）分析の方法

　分析とは細かく分けることを指す[2]。さらに深めると，研究における
分析とは，本来は一つであるものを，分けて認識すること，分けて知る
ことを指す[2]。実証研究的アプローチでは主として解析学的方法を用い
て分析が行われることが多い。看護学領域での実証研究的アプローチで
は，解析学の中でも確率論に基づき，統計学を用いた分析を行うことが
ほとんどである。

　研究での分析について最低限知っておかないといけない点は，重要な
分析には立場が必要，という点と，記号的認識が必要という点の2点で
ある。分析の立場とは，たとえば机の上にあるコーヒーカップを分析す
るという場合，大きさ，容量，色あい，デザイン性，重量，形の種類，
等々，さまざまな立場からの角度で調べることで，そのコーヒーカップ
像を明らかにすることができる。研究をする際も同様で，人間をみる際
に，年齢や性別，身長や体重，職業や学歴，血中ヘモグロビン濃度やグ
ルコース濃度など，さまざまな角度で調べ，人間を分けていくことにな
る。

　また，記号的認識とは，分けていく際に，尺度および記号を用いてい
くことである。尺度とは，大きさを知る場合には，mm や cm など，重さ

であれば g や kg など，血中濃度であれば mg/dl などの物差しが必要で，それぞれ数値という記号で表現することができる。物質レベルであれば化学記号によって表現することができる。また，これらは測定の方法と大きく関わってくることになる。研究上統計的に解析するうえで必要な尺度については，いくつかの種類がある[注2]。

　こうして，分析をすることは，記号を用いてそれぞれの要素に切り分けることが第一歩となる。さらに，それらの要素の中からどの対象にも通じる一般的で共通的な部分と個別的な部分を整理し，一般的で共通的な部分を見つけ出す作業を行う。実証研究的アプローチによる看護学領域における研究の多くは，こうした一般化・共通性の探究の作業で先述の統計学的手法を用いて実施することになる。

　また，分析結果は図や表に整理する。分析の対義語である総合という用語を用いて，こうした作業を分析結果の総合化と呼び，分析結果は総合化することで初めて研究的に意味を持つことになる。

（4）実証主義的アプローチの限界と自然主義的アプローチの可能性

　こうした実証主義的な分析的手法は，いくつかの立場から記号に置き換えたうえでの把握であり，必ずしもすべての対象を理解し把握できるとは限らない。分析とは翻訳であるともいわれている[3]。たとえば「徒然草」を忠実でかつ優れた評価のある英語訳で読んだとしても原文にある微妙な表現にみられる妙味を味わうことは完全にはできない。はじめに説明したように，実証主義研究の目的は世の中全体についてその本質からすべてを明らかにすることではなく，実践すること，人間が行動すること，生きるということのためにあるということが前提であった。たとえば，全体性とか，個性とか，精神性とか，アート（芸術）とか，存在の本質を明らかにする，ということは難しい。

注2　比尺度，間隔尺度，順序尺度，名義尺度の4つである。詳しくは心理統計や社会統計に関する科目を参照すること。

こうした場合には自然主義的アプローチによる質的研究によって，かなり明らかにすることができると考えられている。質的研究の方法論については，良書に譲る[注3]。その立脚点や視点，分析法を含めた方法論については，習得には一定の分量の学習が必要であり，初学者が一人で実施することはきわめて困難であることを付け加えておく。質的研究について学びたい場合は章末に参考文献を示すので，よく学習されたい。

（5）文献レビュー

リサーチクエスチョンを設定するためには，関連するさまざまな文献を読みこまねばならない。文献と一言でいっても，さまざまな種類があるため，次に示す諸点について意識して読む必要がある（文献レビューと呼ばれている）。まず，その文献は，成書なのか論文なのか，という点である。一般に研究成果は論文として公表されているため，論文を参照することが原則である。成書は，大きく一般書と専門書に分けられるが，研究する際に参照するのは専門書である。また，専門書の中にも，研究成果を掲載しているものもあるが，解説書という，あるテーマについてさまざまな研究成果を引用しつつわかりやすく説明したものもある。ただし，わかりやすさを志向しているため細部を割愛している可能性もあるため，基本的には学術研究書，できれば論文を参照する。

論文にもいくつか種類があり，研究成果を示した原著論文という種類や，短いバージョンの短報論文という種類，資料レベルの成果を示した資料論文，先行研究を整理しまとめた総説（レビュー）論文，あるテーマに関する解説を示した解説論文などがある。基本的には原著論文を参照し，内容によっては，他の種類もあたるとよい。

さまざまな研究成果を流し読むだけではなく，研究のテーマ設定や方法論的な部分などについて批判的に読むことをクリティークと呼ぶ。研

注3　質的研究方法論に関しては多く書籍が刊行されているため。

究計画を行う段階で論文を読む場合はクリティークをしながら読むことが求められる。なお教科書や一般書は，研究者自身の資質や能力を高めるための勉強をするためには重要だが，研究を行って成果を出していくための資料としては必ずしも高い価値があるわけではない。

研究上明らかにしたい問いが見つかり，研究テーマや研究目的の大枠が定まったら研究計画書を書いてみることが重要である。研究計画書は研究計画書の書き方に関する本がさまざま出ているので参照すること。また，ヒトを対象とした研究は研究倫理委員会により計画書の審査を受けてから実施することが必要である。医療施設や研究機関には研究倫理委員会が設けられている。研究倫理については厚生労働省や日本看護協会の提示する倫理指針を参照すること。

（6）結果の公表

最後に研究成果は論文としてまとめて公表をして初めてその意義が生じることになる。

公表とは研究成果を世に示すことで，主に学会発表を行ったり，学術雑誌に発表をしたりして公表する。卒業論文などの学位論文は，あくまでも学術的研究遂行能力があるかどうかの審査のために用いるものであって，とくに卒業論文はそのまま公表されることは少ない。したがって，学会発表や学会雑誌などに投稿する必要がある。一般に学会発表や学会雑誌に投稿した場合，査読という専門家によるチェックがあり修正が求められることが多い。また，場合によっては雑誌の目的にそぐわないとしてリジェクト（掲載拒否）されることもある。

こうしたさまざまな方法で研究結果を公表し，多くの研究者や実践家が参照できる形にするところまでが研究の実施ということになる。

4. おわりに

　本章では研究とは何か，実験・観察とは，分析とは，といったかなり
基礎的な知識の部分を説明してきた。それぞれの研究方法の詳細につい
ては，さまざまな参考書が刊行されているので，卒業研究を実施する者
は大いに参照して，押さえておく必要がある。

学習課題

1. 科学研究とは何かについて整理してみよう。
2. 研究デザインとは何で，どのようなものがあるかインターネットや
　 文献を調べて整理してみよう。
3. 文献の種類について，研究を実施するうえでどのようなものから参
　 照していく必要があるのかという点もふまえて，整理してみよう。

引用文献

1) Polit DF, Beck CT：Nursing research, principles and method 7th eds, Lippincott
　 Williams & Wilkins, Philadelphia, 2004（近藤潤子（監訳）：看護研究—原理と方
　 法，第 2 版，医学書院，2010）
2) 澤瀉久敬：哲学と科学，NHK ブックス，1967
3) 澤瀉久敬：医学概論—第一部　科学について，誠信書房，1960
4) 高根正昭：創造の方法学，講談社現代新書，1979

参考文献

＜研究方法全般について＞
・高木廣文ほか：エビデンスのための看護研究の読み方・進め方，中山書店，2006

・南裕子（編）：看護における研究，日本看護協会出版会，2008
・大木秀一：看護研究・看護実践の質を高める　文献レビューのきほん，医歯薬出版，2013

＜社会調査方法論について＞
・森岡清志：ガイドブック社会調査，第2版，日本評論社，2007
・轟亮ほか（編）：入門・社会調査法―2ステップで基礎から学ぶ，第3版，法律文化社，2017

＜質的研究方法論について＞
・ウヴェ・フリック：新版　質的研究入門―〈人間の科学〉のための方法論，小田博志（監訳），春秋社，2011
・佐藤郁哉：フィールドワークの技法―問いを育てる，仮説をきたえる，新曜社，2002

＜研究倫理について＞
・厚生労働省：研究に関する指針について．
https://www.mhlw.go.jp/stf/seisakunitsuite/bunya/hokabunya/kenkyujigyou/i-kenkyu/index.html
・日本看護協会：看護研究のための倫理指針．
http://www.nurse.or.jp/nursing/international/icn/definition/data/guiding.pdf

索引

●配列は五十音順，＊は人名を示す。

分担執筆者紹介

（執筆の章順）

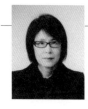

三笘　里香（みとま・りか）

・執筆章→1・8

2011年	聖路加看護大学大学院看護学研究科博士後期課程修了博士（看護学）
現在	熊本大学大学院生命科学研究部看護実践開発講座教授
専攻	臨床看護学
主な著書	ナーシング・グラフィカ①人体の構造と機能—解剖生理学 第5章 循環器系—物質・熱の移動を成り立たせるしくみ（共著　メディカ出版）
	ナーシング・グラフィカ③疾病の成り立ち　臨床病理・病態学
	1章2節血行障害　2章1節ショック，31節便秘（共著　メディカ出版）
	フィジカルアセスメントのコツと落とし穴 Part 1（共著　中山書店）

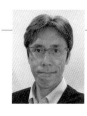

井出　訓 （いで・さとし）

1988 年	明治学院大学社会学部社会福祉学科卒業
1991 年	東京都立松沢看護専門学校卒業
1998 年	米国オハイオ州ケース・ウェスタン・リザーブ大学フランシス・ペイン・ボルトン看護大学院博士課程修了
現在	放送大学教授
専攻	老年看護学
主な著書	系統看護学講座専門分野 2：老年看護学（共著　医学書院）
	生活機能から見た老年看護過程＋病態・生活機能関連図（編集・共著　医学書院）
	認知症の人のサポートブック（共著　中央法規出版）
	介護者のためのスタディ・ガイド（監訳　ワールドプランニング）
	アルツハイマーのための新しいケア（共訳　誠信書房）
	老年看護学（共著　放送大学教育振興会）
	死生学（共著　放送大学教育振興会）
	認知症と生きる（共著　放送大学教育振興会）

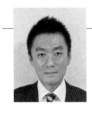

井上　洋士 (いのうえ・ようじ)

・執筆章→3・4

2004 年	東京大学大学院医学系研究科博士課程修了
	博士（保健学）　看護師　保健師
	千葉大学看護学部助手，三重県立看護大学看護学部助教授等
	を経て
2008 年	放送大学准教授
2010 年	放送大学教授
2020 年現在	順天堂大学大学院医療看護学研究科特任教授
専門領域	慢性看護学　感染看護学　健康社会学
主な著書	HIV 感染被害者の生存・生活・人生（共著　有信堂高文社）
	薬害 HIV 感染被害者遺族の人生—当事者参加型リサーチか
	ら（共編著　東京大学出版会）
	健康被害を生きる—薬害 HIV サバイバーとその家族の 20 年
	（共編著　勁草書房）
	国際看護（Basic & Practice—看護学テキスト　統合と実践）
	（共著　学研メディカル秀潤社）
	健康と社会（共著書　放送大学教育振興会）
	ヘルスリサーチの方法論—研究実践のための基本ガイド—
	（共著書　放送大学教育振興会）
	介護福祉士実務者研修テキスト【第 4 巻】こころとからだの
	しくみ（共著　中央法規出版）

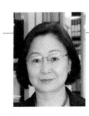

一戸　真子 (いちのへ・しんこ)

・執筆章→5・6

1997 年	東京大学大学院医学系研究科博士課程修了　博士（保健学）
1999 年	北海道医療大学看護福祉学部講師
2002 年	高崎健康福祉大学健康福祉学部助教授
2004 年	上武大学看護学部教授
2007 年	同大学教育研究センター長，同大学看護学部学科長
2013 年	現職
現在	埼玉学園大学大学院経営学研究科
	ヘルスケアサービス・マネジメント教授

主な著書　グローバル・ヘルス・ビジネス―国際標準で健康を考える（単著　日本経済評論社）

賢い医療消費者になるために―セルフヒーリング，セルフケア，セルフメディケーション（単著　社会評論社）

ヘルスケアサービスの質とマネジメント（単著　社会評論社）

国際看護（編者　学研）

Asian Perspectives and Evidence on Health Promotion and Education（共著　Springer）

健康と社会（共著　NHK 出版）

生き方としての健康科学（共著　有信堂）

看護学概説（共著　NHK 出版）

福祉国家の医療改革（共著　東信堂）

保健・医療・福祉の総合化を目指して（共著　光生館）

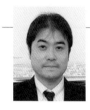

戸ヶ里泰典 （とがり・たいすけ）

・執筆章→ 11・15

2001 年	金沢大学医学部保健学科看護学専攻卒業
2008 年	東京大学大学院医学系研究科健康社会学分野博士後期課程修了
現在	東京大学医学部付属病院看護部，山口大学医学部衛生学教室講師，放送大学准教授を経て 2016 年より現職。博士（保健学），看護師，保健師
専攻	健康社会学，基礎看護学
主な著書	ストレス対処力 SOC（共編著　有信堂高文社）
	思春期のストレス対処力 SOC（共編著　有信堂高文社）
	健康生成力 SOC と人生・社会（編著　有信堂高文社）
	健康行動理論による研究と実践（共著　医学書院）
	系統看護学講座別巻看護情報学（共著　医学書院）
	新訂 基礎看護学（共編著　放送大学教育振興会）
	健康と社会（共著　放送大学教育振興会）
	市民のための健康情報学入門（共編著　放送大学教育振興会）
	健康への力の探求（共編著　放送大学教育振興会）

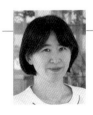

荒井　有美 （あらい・ゆみ）

・執筆章→ 12・13

1990 年	北里大学薬学部製薬学科卒業
1990 年〜1997 年	北里大学東病院薬剤部薬剤師
2001 年	北里大学看護学部看護学科卒業
2001 年	北里大学病院看護部看護師
2006 年	北里大学病院医療の質・安全推進室へ配属
2010 年	北里大学大学院看護学研究科修士課程修了
2021 年	北里大学医療系大学院博士課程在学中
現在	北里大学病院医療の質・安全推進室　副室長・医療安全管理者・看護師長
	北里大学看護学部臨床教授
	北里大学薬学部，医療衛生学部兼任教員
専攻	医療安全，精神保健，労働衛生，臨床薬学
主な著書	目からウロコのクスリ問答（単著　医学書院）
	ナーシンググラフィカ「臨床薬理」（共著　メディカ出版）
	くすりナーシングノート安全与薬手帳（共著　メディカ出版）
	STOP メディケーションエラー（共著　学研）
	事例で学ぶ！新人ナースのお薬トラブル 55 クイズ形式でよくわかる，与薬の危険な落とし穴（共著　文光堂）
	看護学テキスト NiCE 医療安全　多職種でつくる患者安全をめざして（共著　南江堂）
	事例から学ぶ医療安全対策（共著　東京医学社）

編著者紹介

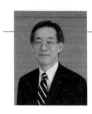

山内豊明（やまうち・とよあき）

・執筆章→9・10・14

1985 年	新潟大学医学部医学科卒業，医師免許取得

1985 年　新潟大学医学部医学科卒業，医師免許取得
1991 年　同大学院博士課程修了，医学博士
　　　　　内科医・神経内科医として通算 8 年間の臨床経験の後
1993 年　カリフォルニア大学医学部勤務
1996 年　ペース大学看護学部卒業，米国・登録看護師免許取得
1997 年　同大学院看護学修士課程修了，米国・ナース・プラクティショ
　　　　　ナー免許取得
1998 年　ケース・ウェスタン・リザーブ大学大学院博士課程修了，看
　　　　　護学博士
1999 年　看護師，保健師免許取得
2002 年　名古屋大学大学院医学系研究科　基礎・臨床看護学講座　教授
現在　　放送大学教授（2018 年より），名古屋大学名誉教授
専攻　　看護アセスメント学
主な著書　Conceptual Models of Nursing, Global Perspectives.（5th Ed）
　　　　　（共著　Perason Education）
　　　　　フィジカルアセスメント　ガイドブック　第 2 版（単著　医
　　　　　学書院）
　　　　　フィジカルアセスメント　ワークブック（単著　医学書院）
　　　　　フィジカルアセスメント　ナースに必要な診断の知識と技術
　　　　　第 4 版（共著　医学書院）
　　　　　フィジカルアセスメント　症状編（単著　エス・エム・エス）
　　　　　フィジカルアセスメント　技術編（単著　エス・エム・エス）
　　　　　呼吸音聴診ガイドブック（単著　医学書院）
　　　　　まるごと図解　心電図の見かた（単著　照林社）
　　　　　高齢者のヘルスアセスメント：自立生活支援への評価と解釈
　　　　　（監訳　西村書店）
　　　　　訪問看護アセスメント・プロトコル（監修・共著　中央法規
　　　　　出版）
　　　　　ベイツ診察法　第 2 版（共監訳　MEDSi）
　　　　　ベイツ診察法　ポケットガイド　第 3 版（翻訳　MEDSi）
　　　　　聞く技術　答えは患者の中にある　第 2 版（監訳　日経 BP 社）
　　　　　看護必要度～看護サービスの新たな評価基準　第 5 版（共著
　　　　　日本看護協会出版会）
　　　　　アエラムック　看護学がわかる（共著　朝日新聞社）
　　　　　JCAHO 医療における質改善入門（翻訳　医学書院）
　　　　　クリティカル・パス（翻訳　文光堂）

放送大学教材　1519360-1-2211（ラジオ）

看護学概説

発　行　　2022年3月20日　第1刷

編著者　　山内豊明

発行所　　一般財団法人　放送大学教育振興会

　　　　　〒105-0001　東京都港区虎ノ門1-14-1　郵政福祉琴平ビル

　　　　　電話 03（3502）2750

市販用は放送大学教材と同じ内容です。定価はカバーに表示してあります。

落丁本・乱丁本はお取り替えいたします。

Printed in Japan　ISBN978-4-595-32330-0　C1347